実践家のリーダーシップ

現場を変える、看護が変わる

Leadership for Nurses : Essentials for Change

編著

井部俊子

著

別府千恵／吉田千文／柳橋礼子／倉岡有美子
奥裕美／中村綾子／芝田おぐさ

本書は発行元がライフサポート社から照林社へ変更しました。
2014年9月30日初版第6刷発行の『実践家のリーダーシップ』と同一の内容です。

照林社

はじめに

●

　本書を手にとり、ページをめくって下さったあなたを歓迎いたします。あなたはきっとリーダーシップに関心があり、「自分が変わる、現場を変える」ことを試みている人だと思います。そうした皆さんを応援し、共にリーダーシップを磨いていこうと考えて本書はつくられました。したがって、この本は看護管理者だけを対象にしているのではありません。看護の第一線で活躍しているすべての「実践家のリーダーシップ」をテーマにしています。もちろん、悩み多き看護管理者にとって役に立つことは請け合いです。

　最近のリーダーシップ研究が示しているように、すぐれたリーダーとしての看護管理者をつくるのは、すぐれたフォロワーとしての部下たちです。もしあなたが、自分の上司のリーダーシップに疑問をもっているなら、そうしたリーダーをつくっている原因の半分はスタッフたちにもあるということです。「フォロワーがリーダーをつくり、リーダーがフォロワーをつくる」というコンセプトで本書はつくられています。

　本書は、執筆者たちが「事例」を提示し、事例の「解説」をいたします。事例の解説では、理論や概念を適用し具体的な実践を示します。「事例」と「解説」によって、理論や概念が消化されて、知識があなたの中に栄養分として浸透していくことでしょう。また巻末には「Appendix（補遺）」として、リーダーシップとは何かについて理論の概要と変遷をまとめて紹介しています。

　事例は、主として「リーダー個人が変わる」ことを扱うSection 1と、「チームや組織を変える」ことを扱うSection 2から構成されています。あなたの興味をひいた箇所から読み進んでいただくとよいと思います。

　「実践家のリーダーシップ」によって、あなたが変わり、現場を変えるパワーを発揮することができるでしょう。お楽しみに。

　さあ、リーダーシップの旅に出発です。

2009年11月
井部俊子

もくじ

写真撮影協力
さいたま市立病院

写真撮影
山名孝明

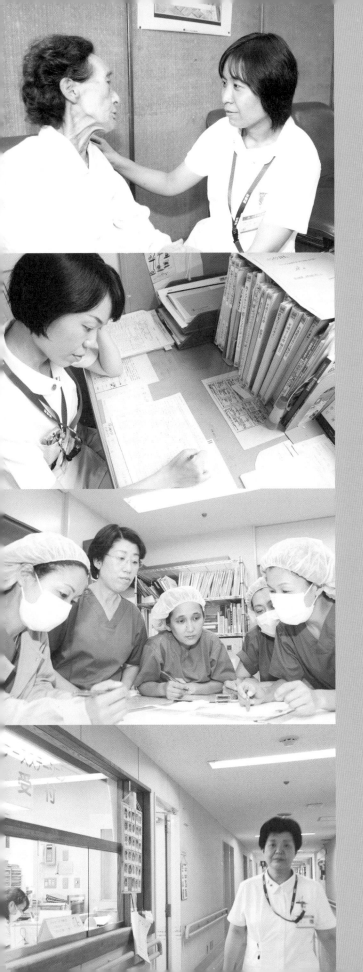

Section

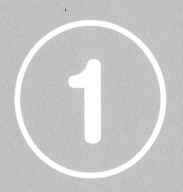

その言動一つがチームや組織に影響を
与えるのですから、リーダーシップをど
のように発揮するかは組織を導くうえで
重要な課題です。Section 1では21編
の事例を通して、リーダーの存在意義、
もつべき姿勢、采配のふるい方などを
根拠となる理論とともに紹介します。

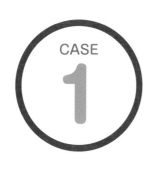

無断で物品整理をしたために
メンバーから信頼を得られず
孤立してしまった新任リーダー

CASE
1

新任部署での新たな日々の始まり。不安もありますが、心機一転のリーダーにとっては腕の鳴るところ。それも若干慣れて落ち着いていくると、自身のこれまでのやり方との違いから気になるところが目についてきがちですが、そんなときの性急な対応はご法度です。

乱雑な物品を整理したら

　この4月、私は消化器外科病棟から循環器科病棟に異動しました。師長になってから初めての異動です。循環器科病棟は今まで経験したことがありませんでしたが、救急外来での勤務経験があるので何とかなるだろうと思いましたし、新しい部署で早く成果を出したいと意気込んでもいました。

　先日、私は病棟内の物品を整理しました。実は異動直後から、その乱雑さが気になっていたのです。以前の病棟では、私の提案で物品の配置や整理のしかたを工夫し、それが業務改善につながったとして院内で評価された経験があったので、物品の配置・整理についてはちょっと自信がありました。

　私としては、あまり大々的にやってしまうと、今までの状態が乱雑だと非難しているように受けとられると思い、作業は誰にも相談せずに手早く済ませました。実際に動いてみれば、スタッフたちはきっと働きやすくなったことを実感してくれるだろうと思っていました。

スタッフからの意外な反応

　ところが、整理した直後くらいから、私に対するスタッフたちの様子が変化したのを感じるようになりました。「あ、あれどこにあるの？」「置き場

所が変わると働きにくいよね」といった半ば聞こえよがしのスタッフたちの会話が耳に入ってくるようになったのです。

　主任に聞いてみると、言いにくそうに「師長さん、物品の整理をしてもらったのはいいんですが、何がどこにあるのかわからなくてみんな困っています。師長さんからは乱雑に見えたかもしれませんが、スタッフたちは慣れていたので特に不自由していなかったんですよ」とのことでした。

　私はこれまでいくつかの病棟を経験してきましたが、消化器外科病棟の経験が最も長く、スタッフから主任、師長と昇格したのも消化器外科病棟でのことでした。外科系疾患の病態生理や看護については他のスタッフからも一目おかれる存在だったと思いますし、みんなと信頼関係をつくることに苦労したこともありませんでした。

　新しい部署でも頑張ろうと張り切っていたのに、どうしてこんなことになってしまったのでしょう。早く信頼関係を築き、自分が目指す病棟に向かってスタッフたちを引っ張っていきたいと思っているのですが……。

解 説

∷ 同調性と有能性

　ホランダーは、リーダーはフォロワーからの信頼を獲得していくプロセスを経て、リーダーシップを発揮できるようになるという考え方に基づき、信頼蓄積理論を提唱しています。これを、小野[1]は以下のように解説しています。

　「リーダーはフォロワーに同調性を示さなければならない。同調性とは、リーダーがフォロワーから認められるために集団の規範を守ることを意味する。つまり、リーダーはフォロワーとの初期的な接触において、明確なものであれ、暗黙のものであれ、集団の規範に対して忠実であることをフォロワーに示すことで信頼を獲得できるのである。

　次の段階で、リーダーは有能性を示さなければならない。リーダーは、

集団に課題達成できるような能力を示すのである。具体的に言うと、リーダーは集団が優先するタスクの達成に貢献することでさらなる信頼を蓄積していくことができるのである。

フォロワーから同調性と有能性を認められて信頼を獲得したリーダーは、やがてリーダーシップを発揮できる人物であるとフォロワーに認められるのである。さらに、このような信頼を勝ち得たリーダーは、変革行動することをフォロワーから求められるのである」

本事例の師長の行動を見ると、信頼を蓄積できずに空回りをしているように見えます。では、信頼蓄積理論に当てはめ、どのような行動をとるべきであったか考えてみましょう。

師長は、消化器外科病棟から循環器科病棟に異動してきました。循環器科病棟は、生命の危機的状態にある患者が多く、物品の置き場所が一つ変わっただけでも処置が遅れ、患者の生命が危険にさらされるおそれがあります。

師長は、自らが異動して間もないスタッフとの初期的接触の場面において同調性を示す、つまり集団の規範を守ることができていません。「郷に入っては郷に従え」ということわざがあるように、目先の成果にとらわれず、まずはその集団が大切にしている規範を知り、それを守ることから始めましょう。

物品の置き方が乱雑に見えたとしても、何か意味があってそのように置かれているのかもしれません。どのような理由でこのように置かれているのか、使いづらくはないのか、まずはスタッフの話を聞き、それを尊重する姿勢を見せる必要があります。

その過程を踏んだうえで、次に有能性を示します。師長は循環器科病棟での勤務は初めてですが、これまでに救急外来をはじめ、複数の病棟での勤務経験があります。その経験を活かしながら、循環器疾患の病態生理や看護を学び、スタッフとある程度は同じレベルで話ができるようになることが求められるでしょう。

そのレベルに達した後に循環器科病棟がもつ課題を解決することで、スタッフから有能性があると認められることにつながります。こうして初めて、スタッフから「リーダーシップを発揮できる人物である」と認められ、変革行動を求められるようになるのです。

新任リーダーがはまりやすい落とし穴

　ヴァン・ビューレンとサファーストーン[2]は、新任マネジャーがはまりやすい落とし穴として、クイックウィン・パラドックスをあげ、「新任マネジャーは、自分の能力を周囲に認めさせようと躍起になりがちだ。しかし、短期間に成果を出す『クイック・ウィン』を追求するあまり、落とし穴にはまってしまうリスクがあることを忘れてはならない」と述べています。

　クイックウィンとは、「就任早々に何らかの成果をあげること」と定義されています。本事例の師長は、異動した先の病棟で早く成果をあげたいと考え、スタッフに相談することなく物品の整理を行いました。そして、この行動に対してスタッフから反発の声があがったのです。では、反発を招かないためには、どのような行動が望ましいのでしょうか。

　ヴァン・ビューレンとサファーストーン[3]は、「新任マネジャーがクイック・ウィンで目指すべきは、自分の評価を上げたり、自分が温めていたプロジェクトを実行したりすることではなく、個人の集まりであるチームをうまくまとめることにある」と述べ、集合的クイックウィン（チーム全体の評価を高めること）を追求することで落とし穴にはまることを回避できると述べ、具体的な行動指針として以下の4つをあげています[4]。

①傍観者でなく信者にする――部下たちには、プロジェクトに専念し一枚岩になることが求められる。そのために、意味のある改善でなければならず、またチームメンバーが胸を張って取り組めるものでなければならない。

②相手の不安を理解する――新任マネジャーは、上司が替わることで部下たちはどのような不安を感じるのかを軽視あるいは無視しがちである。

③謙虚な態度を示す――部下たちと協力するために、部下たちにアドバイスを求めなければならず、また、どのように成果を早く達成すべきか具体化する必要がある。

④チームについて学習する――チームの長所や短所、動機、チーム内の力学について学ぶ。

このように、リーダー一人で焦って成果をあげようとするのではなく、まずチームについて学び、謙虚な態度を示し、スタッフの不安を理解すること、そしてスタッフを巻き込むことで、結果としてチーム全体の評価が高まることを目指していくのです。

> ### リーダーシップ実践のポイント
>
> ●新任部署ではまずその集団のルールを守り、その後に集団がもつ課題の達成に貢献する。
> ●就任早々に、自分の評価を上げようとしたり、自分が温めていたプロジェクトを実行したりすることに躍起にならない。
> ●チームをうまくまとめることに専念し、チーム全体の評価を高めることを追及する。

引用・参考文献
1）小野善生：リーダーシップ論におけるフォロワー主体アプローチの展開，彦根論叢，347，p.102 2004.
2）Van Buren,M E, Safferstone,T：クイック・ウィン・パラドックス，松本直子訳，ダイヤモンド・ハーバード・ビジネス・レビュー，34（4），p.97，2009.
3）前掲書2），p.104.
4）前掲書2），p.104.

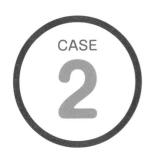

CASE 2

新任早々の病棟改革で
スタッフの賛同が得られず
浮いてしまったリーダー

新任の部署では、ひとまず新参者としてその集団の習慣に従うことが上手
な溶け込み方といえます。しかし集団を導くリーダーとしては、同時に
リーダーシップも発揮していかなければなりません。そのバランスのとり
方が時に難題として立ちはだかることがあります。

● 昇任と異動の勧め

　私が新卒としてこの病院に勤めるようになってから10年。10年もいれ
ば日常の業務で初めてのことなどまずありません。患者の病名や手術、術
後のケアなど知識・技術面はばっちりですし、医師のクセを心得て対応す
ることもできます。師長とスタッフの橋渡し役として双方からも頼りにさ
れ、自分で言うのも何ですが、ベテランナースといってもいいのではない
かなと思っていました。しかし、現在の病棟に異動してからというもの、
その自信が揺らいでいます。

　現在の内科病棟に異動してくるまで、私はずっと外科病棟に勤務してい
ました。居心地はよかったもののさすがにマンネリを感じていたところへ、
別の病棟に副師長として異動しないかと上司から勧められたのです。その
時は二つ返事でその勧めを受けました。

● 従わないスタッフたち

　異動してきた4月当初、私はずいぶん意気込んでいたと思います。今ま
でのように一スタッフとしてではなく、副師長として存在感のある役割を
果たそうと思っていました。実際に、前の病棟と比較すると、いろいろと
改善の余地があるようにも思えました。時間の使い方、ナースの動き方、

看護計画の内容、カンファレンスのもち方などに関して、もっと効率的・効果的なやり方があるように感じたのです。そういった点に気がつくのは、いわば新参者だからこそともいえますよね。私は副師長としての使命感もあって、病棟のミーティングで矢継ぎ早に問題点をあげました。そして問題点を指摘するだけでなく、改善のしかたもあげ、自ら率先して行動するようにしました。

　しかし、スタッフたちの反応は鈍いものでした。私が言えば、その時はそのとおりに行動するのですが、いかにも不承不承といった態度です。もちろん、率先してやろうという態度など見られません。私は何度も口を酸っぱくして注意していたのですが、そのようなことの繰り返しを続けるうちに、他のスタッフと私との関係はぎくしゃくしていったようです。

　半年がたつ今、スタッフは私に距離をおくようになり、それどころか冷たい視線すら感じます。さらにはこの間、ロッカールームで着替えをしていると、私がいるのに気づいていないスタッフたちが、「どこから来たのか知らないけどむかつく」などと話している会話が耳に入りました。私は病棟内で"浮いて"しまっています。

　私はこのまま業務の改善に向けて、持論を押し通すべきなのでしょうか。それとも、改善など投げ打ってでもスタッフたちとの仲を修復するように努めたほうがよいのでしょうか。しかし、修復するにしても、今さらどのようにすればよいのでしょうか。八方ふさがりな状態です。

解説

∷ 集団に加入する際の問題点

　病棟を異動するということは、異動者は新たに既存の集団に入っていくということです。既存の集団はすでにその集団なりの習慣が根付いていたり人間関係が構築されています。そこで軋轢を生まないよう、新参者はいくらかの緊張を伴うものです。しかも従う立場ではなく、リーダーとして

入っていく場合は、より注意深く対応していく必要があります。

　組織心理学者として高名なシャインは、個人が集団に加入する際の問題点として以下の4つの概念をあげています。

①アイデンティティ——自分は何をするべき人か。
②コントロールと影響力——自分は他者に対するコントロールや影響力の行使が可能だろうか。
③個人の要求と集団の目標——集団目標に自分自身の要求は含まれているだろうか。
④受容と親密さ——自分は集団に好かれ、受け入れられるだろうか。われわれはどのくらい親しい集団になるだろうか。

　では、シャインがあげた4つの概念に沿って事例を確認していきましょう。

　本事例の副師長の1つ目の課題は、自分が何をすべき人であるかを探ることです。確かに副師長は、前の病棟ではベテランナースとして一定の居場所を確保し、他のスタッフや師長から一目おかれる存在だったかもしれません。しかし、部署を異動し、副師長という立場で業務にかかわるわけですから、新たに属することになった集団のなかで、自分がどういう立場であり、何をする立場なのかという自分自身の問いに対する答えを見つける必要があります。

　仮に以前の部署で信頼される存在だったからといって、新たな部署にその信頼が引き継がれるわけではありません。過去の栄光だけでは新しい場所でのアイデンティティの確立はできないでしょう。

　しかも、この問いの答えを見つけるには、職場のアセスメントが必要であり、それには数カ月から半年はかかるでしょう。自分がどのような存在であるかという認識のされ方に感情的な問題があると、感情は緊張の源泉として機能し、それがやがてその人を自分の殻に閉じ込め、その結果、集団の他のメンバーの意見に耳を傾けなくなったり、仕事に関心をもたなくなったりさせるとシャインは予言しています。

　2つ目の課題は、どのように他者をコントロールしたり、影響力を行使していくかという点です。副師長という職位に伴う権限は、院内あるいは

看護部が定める職務規定や役割規定によって、公にコントロールや影響力の内容が決められていることでしょう。ですから、それらの規定に目を通し、組織における自身の位置づけを確認しておくべきです。副師長の権限と責任は何なのかを十分認識したうえで、それらをいつ、どのように発揮すべきかは、第1の課題に対する答えが示してくれるでしょう。

　3つ目の課題も、1つ目と2つ目の課題に関連しています。つまり、自分自身の要求は集団目標と一致しているかどうかを確認する必要があるということです。副師長は前にいた外科病棟と比較して、いろいろと目についた問題点を指摘し、改善に乗り出そうとしましたが、現在属している病棟の目標をしっかりと把握しておくべきでした。このためには、ミーティングの時間をたっぷりとるべきであるとシャインは予言しています。

　4つ目の受容と親密さに関する課題は、人の和を重んじる日本の文化では特に重要な点です。新たな集団に入る個人が、いつどのように振る舞えば集団の成員として受け入れられるか、集団のメンバーに好かれるかに関して一般的な水準などありません。

　この点についてシャイン[1]は、「メンバー、集団の仕事、集団の利用可能な時間の長さ、その他多くの要因に依存している」と述べるとともに、「仕事の規範が確立されるまでは、常に緊張の源泉になる」と指摘しています。それらは「最初、敬称の使い方や礼儀のパターンとして現れ、集団が発展するにしたがって、集団における手続きの公式性・非公式性に集中する」と述べています。

　つまり事例の副師長は、どのような言葉使いや立ち振る舞いをするかがポイントだったのです。副師長はミーティングの場で自ら問題点を指摘し、改善点もあげ、さらには率先して実践しつつ口が酸っぱくなるほど注意することで、自分の意図する方向へスタッフを巻き込もうとしたのでしょう。しかし、そのやり方は副師長主導に過ぎ、メンバーを置き去りにしたものだったといえます。そのために、むかつくなどという評が立ち、緊張関係が生じたのだとみることができます。

リーダーシップ実践のポイント

- ●新たに着任した職場のアセスメントに十分な時間をとる。
- ●以前に自分がいた職場との比較で職場のアセスメントをしない。
- ●新任者として受け入れられているか、好かれているかを判断する。
- ●公式なミーティングを活用する。

引用・参考文献

1) エドガー・H・シャイン：新しい人間管理と問題解決—プロセス・コンサルテーションが組織を変える，
　稲葉元吉，他訳，産能大学出版部，1993

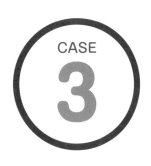

これまでの病棟の習慣を無視して
独断で物事を進めるために
不満をもたれているリーダー

人の性格はさまざま。目立ちたがりの人もいれば、引っ込み思案の人もいるのですから、リーダーの性格もさまざまです。そしてリーダーとしての手腕を発揮する状況もさまざま。すなわち、自身の性格や相手、場の状況などを考慮してこそ務まるのがリーダー業務なのです。

● 姉御肌の新師長

　私は師長になって5年になります。勤務する病院では、管理職は5年を目途に異動するのが慣例になっていて、私もこの4月から今までの消化器外科病棟を離れ、小児科病棟の師長になりました。師長としては初めての異動でまだ緊張してはいますが、スタッフとの関係も良好で、まずまず順調なスタートを切れたように思っています。

　実は、それより心配なのは私が前にいた消化器外科病棟です。私はみんなをリードするタイプとはいえません。スパッと決断するのが苦手なので、消化器外科病棟で師長を務めていた時も、みんなの力を借り話し合いながら物事を決めるようにしてきました。そのほうが、一人ひとりが自分で考え、納得して働けるだろうとも思っています。

　ところが、私の後任で消化器外科病棟の師長になった人は姉御肌タイプ。師長歴10年以上になる方ですが、師長会議などで一緒になっても率先して仕切ることが多く、私とは正反対のタイプだなと感じていました。だから異動が発表になった時も、私との違いに今までの病棟のスタッフたちが戸惑うかもしれないと少し心配になったことを覚えています。

　それが一昨日のこと、消化器外科病棟のスタッフ数名に誘われ、食事をしにいった時のみんなの話から、心配していた状況が現実になっているこ

とを知りました。

● 師長の一存で

　みんなの話を集約すると、今の師長はスタッフの意見を全然聞いてくれないということでした。例にあがったのが、先日決まったという委員会のスタッフの件です。

　院内の委員会に参加するスタッフを決めるとき、私は立候補制にしていました。当院では何となく1年目ナースは委員にはならないという雰囲気があるのですが、立候補があればよほどの無理がないかぎり本人の意思に任せていました。委員会によってはベテランが多くて若手が少ないとか、1人で複数の委員会をかけ持ちする人がいる一方で何の委員もしていない人がいるというような、ある意味アンバランスな状況になることもありましたが、みんなで話し合い、納得したうえで決まるのならば、本人のやる気を尊重するうえでもよいと思っていました。面倒だからやらないという人もなく、結果としてうまくいっていたように思います。

　ところが今度の師長は、「1年目ナースでは負担になるだろう」「経験年数のバランスをとったほうがいい」「かけ持ちでは負担が集中してしまう」ということで、みんなで決めるつもりでいたのを遮り、師長が個々の適性や経験年数を判断して割り振ったというのです。

　確かにもっともな理由でもあり、みんながそれに納得するのであれば、師長の一存で決めたほうがバランスよく業務が割り振られるともいえるでしょう。ただ、食事の場でみんなの話を聞いたかぎりでは、不満のほうが大きいようでこの先が心配です。

解 説

⋮ リーダーシップの有効性とフォロワーの成熟度

　<u>SL理論</u>（Situational Leadership Theory）とは、1960年代後半から

ハーシィ、ブランチャードらが提唱しているリーダーシップの条件適応理論を代表する理論の一つです。

　リーダーシップの条件適応理論とは、いつでもどこでも有効な普遍的なリーダーシップの方法というものは存在せず、それぞれの場や状況に応じた適切なリーダーシップの方法があるという考え方です。なかでもSL理論は、リーダーシップの有効性に部下の成熟度が大きく影響しているととらえているのが特徴です。

　部下の成熟度とは、仕事に対する目標意識や責任感、実際に仕事を遂行する能力などから測ることができます。たとえば、右も左もわからない新人スタッフばかりの病棟であれば、師長はスタッフが決められた業務を正しく行うことができるよう、マニュアルや決まりを作って細かい点まで指示し、主導的に病棟を運営していく必要があるでしょう。一方、中堅以上のナースが集まり、それぞれが目標に向かって自律的に働いているような病棟であれば、師長は業務に関して細かな指示をするよりも、部下の仕事が円滑に行われるよう支援し、協力的にかかわっていくことが求められるでしょう。

　SL理論では部下の成熟度によって、リーダーシップを以下の4つのスタイルに分類しています[1]。

①高指示低支援スタイル（S1）
②高指示高支援スタイル（S2）
③高支援低指示スタイル（S3）
④低支援低指示スタイル（S4）

　S1スタイルのリーダーは、組織の目標が何であり、どうすると達成できるのかを部下に具体的に指示し、目標達成のための手順どおりに行動することができるように指示します。これは、部下の業務遂行能力が未熟であっても、仕事に対する意欲が高い場合に有効なスタイルで、前述の新人スタッフばかりの病棟では、このようなリーダーシップが発揮されるとうまくいくとされます。

　S2スタイルのリーダーは、組織の目標達成とともに部下の社会的・情緒的な欲求を満たすことにも注目し、組織の目標に向かって部下に自信を与

えながら役割達成を促します。業務遂行能力はあるものの仕事に対する意欲ややる気に乏しいスタッフを導く場合に有効なスタイルです。

　S3スタイルは、リーダーが目標達成を推進するというよりも、部下の日々の業務や役割遂行をサポートすることを通して、結果的に目標を達成するスタイルといえます。リーダーは進んで部下の話を聞いたり相談にのり、時には賞賛したり示唆を与えたりして、部下が自分で適切な判断ができるように促します。部下の業務遂行能力は十分でも、仕事に対する熱意ややる気が低下している場合に有効です。

　S4スタイルは、最も自律し成熟した部下をもつ場合に有効なスタイルです。部下が業務を遂行する意欲も能力も兼ね備えている場合、リーダーは部下とともに組織の目標を決定し、それを達成するための権限も委譲したうえで、業務の遂行がスムーズに行われるようサポートすることで有効に組織を働かせていくことができます。

　本事例では、これまでスタッフが自治的に決めてきたことに新しい師長が介入し、師長の一存で決められてしまうことがスタッフの不満となっています。SL理論でいえば、S3スタイルやS4スタイルといった成熟したレベルのかかわりをすべきスタッフに、S1スタイルで接していたものといえます。

　おそらく新師長はよかれと思ってしていることでしょう。しかし、それがスタッフの不満の種となってしまっている背景には、新師長が病棟の成熟度を正確に認識せず、指示的にかかわり過ぎているからだといえそうです。

　新師長が異動先で意気込む気持ちはよくわかります。また、前任の病棟でのやり方がうまくいっていたとしたら、同じ方法で新しい組織を運営していけばよいと思うことでしょう。しかし師長としては、環境やスタッフの構成が変われば、その成熟度や準備状態を総合的に判断したうえで、適切なリーダーシップを発揮しなければ、せっかくのやる気も空回りしてしまうのです。

リーダーシップ実践のポイント

- 新しい組織に着任したら、スタッフがどのような働き方をしているのかアセスメントする。
- やる気があり自立しているスタッフには、あれこれ指示をするよりも彼らの業務がスムーズに行われるようサポートする。
- 別の組織でうまくいっていたやり方が、他の組織でも通用するとは限らない。

引用・参考文献

1）Peter G. Northhouse：Leadership Theory and Practice 4th.ed.,　SAGE Publications,　p.92,　2007.

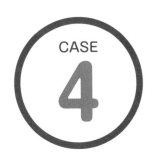

CASE

4

メンバーの反感を買い 去っていったリーダーと 皆が満足している新リーダー

リーダーとして権限を振りかざすばかりでは決して人はついてきません。概して集団にはその集団なりの特性があるので、その集団の特性を見極めないと思わぬ失敗を招く可能性があります。リーダーの能力は集団のあり方に左右されるといっても過言ではないのです。

● 業務改善を押し進める師長

　私は新卒でがん病棟に配属され、現在2年目になります。もともと就職活動時の面接でもがん病棟への配属を希望していたのですが、昨年、前師長のもとで働いていた時は、常にモヤモヤした気持ちを抱えていた気がします。

　前師長は私が入職する3カ月ほど前に異動してきたとのことでした。その師長は効率化を重視する人で、業務改善の名のもと、時間外勤務の削減、記録の簡素化、クリティカルパスの導入など、異動直後から次々進めていました。しかし効率一辺倒で押し進めるせいか、以前から病棟にいるスタッフからは「最悪のリーダー」と呼ばれ、評判がよくありませんでした。

　私も1年目ということもあり、多少時間外労働をしてでも早く業務をこなせるようになりたいと思っていたのですが、残業が許されず、患者さんの話を落ち着いて聴く時間もとれずにいました。他病棟に勤める同期からは定時で帰れるのをうらやましがられましたが、私はいつも何かやり残した感じをもちながら帰宅したものです。

　そんな時、ある先輩スタッフが勤務時間を超過して患者さんのリンパマッサージを行っていたところ、時間管理ができていないと叱責を受けました。その先輩の「効率性も大事だけど、患者さんのケアが第一でしょ」と

いう言葉に同調し、数人のスタッフが「このままでは十分にケアができない」「仕事のやりがいがない」と師長に談判しました。

ところが、「前年度から比較して、どう変わったのか説明して」「あなたたちのケアは自己満足に過ぎない」などと言い込められてしまったようです。思い余って看護部長に訴えたり、転職するという声まで出る始末でした。

● 師長の交代

先輩たちの不満が問題になったのでしょうか。新年度を控えた人事異動で師長は他病棟へ移り、新たにこれまでの副師長が師長に昇進しました。以来、病棟の雰囲気が落ち着いた気がします。

現在の師長は、前師長のように、ぐんぐん目標に向かう感じはありません。指示されることは減り、それでいて経験の浅いスタッフの提案にも耳を傾けてくれるので、私は今のほうが充実した看護ができている気がします。先輩たちも患者さんのケアに専念し、生き生きしています。

でも、ちょっと不思議なのが前師長のことです。異動先の病棟に勤務する同期に聞いたら、目標をはっきり示してくれるから仕事がしやすいと言うのです。やっぱり、師長にも合う病棟と合わない病棟があるのでしょうか。

解 説

∷ 理想のリーダー像

リーダーの評価は、実際の行動よりもメンバーのもっている理想のリーダーの特性や能力に大きく左右されることがホール＆ロードによって指摘されています[1]。つまり、メンバーはリーダーとはこういうものであるというプロトタイプをもっており、それに合致するリーダーは肯定的に知覚され、そうでない場合は否認するというものです。

本事例では、2人のリーダーがスタッフからまったく異なる評価を受けています。果たして、前任の師長は「最悪のリーダー」だったのでしょうか。もしメンバーが違っていれば、改革に乗り出した勇気あるリーダーとして評価された可能性もあるのです。

　事例の病棟のスタッフたちは、リーダーである師長に対し、がん看護に精通し、やさしく、気配りができ、よく話を聞いてくれる人であるべきだというプロトタイプをもっていたと考えられます。目標管理と効率性を重視する前任の師長はそのリーダー像に合致しなかったため、よいリーダーとは評価されず反発を招いたのです。一方、後任の新師長は、スタッフたちのリーダー像に合致し、よいリーダーとして評価されています。

　この判断は直観的なものであり、いったんプロトタイプが形成されると、メンバーはプロトタイプに基づいて判断するようになることがロード＆マー[2]により指摘されています。

⠿ 集団の一員としての個人

　個人が描くリーダー像は、所属する集団のアイデンティティによっても左右されます。メンバーが抱く集団の一員としての認識が高くなると、自分と内集団との類似性、外集団との異質性を強調する認知が行われます。それを強調するあまり、内集団のメンバーと外集団のメンバーそれぞれは、同質とステレオタイプに認知されます。そうなると、個人的なアイデンティティよりも、社会的アイデンティティのほうが強くなり、内集団への同調と、内集団の規範に沿った行動を行うようになります[3]。

　つまり、好意の基盤はリーダーの個人的魅力ではなく、その集団の成員らしさ（類似性）をどれだけもっているかであり、社会的魅力として評価されます。事例で、スタッフに親和的な態度を示す新師長は、この病棟のメンバーらしさ、すなわち集団プロトタイプの特徴を備えていたので、社会的魅力をもつ存在としてメンバーに認知されたのです。ここでいう集団プロトタイプとは、他の集団（外集団）とは異なる自分の所属している集団（内集団）の特徴を代表する「集団らしさ」のことです。

　集団プロトタイプ性とリーダーシップとの関連について、ホッグ＆ファ

ン・ニッペンバーグは、以下の3つの特徴をあげています[4]。

①集団プロトタイプ性の高いメンバーが、リーダーとして出現する傾向
　が高く、またリーダーとして支持され、メンバーに対する影響力があ
　り、動機づけたり、満足度を高めたりする有効性も高い。
②集団プロトタイプ性とリーダーシップとの関係は、メンバーがチーム
　と同一視化しているほど強い。
③リーダーシップの個人的側面や対人的側面は、集団プロトタイプ性ほ
　ど重要視されていない。

⁚⁚ 集団との同質性

　ホランダー[5]は事例の新師長のように、集団との同質性の高いリーダー
は特異性信用状をもつことになると述べています。特異性信用状とは，集
団規範の遵守や集団目標への貢献を通じてメンバーから得た信用のこと
で、これをもつリーダーは、たとえ集団規範から逸脱した行動を示しても
高い影響力が保てるとされます。
　前任の師長は、改革に対する熱意をもっていました。しかし、その手腕
を行使するのは、信頼蓄積理論でいうように、メンバーの信頼を勝ち得る
まで待ったほうがよかったといえるでしょう。特異性信用状を得る前に改
革に乗り出したために、スタッフの反発を買ったのです。
　対して、すでに特異性信用状を得ている新師長は、たとえ改革を行った
としてもリーダーシップを発揮できるでしょう。しかし集団の外の環境の
変化によって集団内の規範が変化することがあれば、社会的プロトタイプ
性も変化するのでリーダーシップのあり方にも影響が出る可能性がありま
す。このように、集団のプロトタイプ性とは不安定な一面ももつことから、
長期的にみると、集団のプロトタイプ性のみに依存したリーダーシップで
は長続きしないといえます。

リーダーシップ実践のポイント

●新しくリーダーになったら、そのチームの価値観を見極める。

●どのような理想のリーダーが求められているのか、メンバーに溶け込みながらアセスメントする。

●新しくリーダーになったときには、自分がチームに溶け込んだと感じるまで、急激な変革は行わない。

●チームメンバーの一員として認められたと感じたら、メンバーを巻き込んだ行動を起こす。

●チームに溶け込むあまり、必要な変革を怠ることがあってはならない。

引用・参考文献

1) Hall,R.J. & Lord,R.G.：Multi-level information-processing explanations of followers' leadership perceptions, The Leadership Quarterly, 6, p.265-287, 1995.

2) Lord,R.G. & Maher,K.J.：Leadership and information processing：Linking perceptions and performance, Unwin Hyman, 1991.

3) 高口央, 他：リーダーシップとプロトタイプ性が集団成員のモラールとリーダー知覚に及ぼす効果, 社会心理学研究, 22 (3), p.245-257, 2007.

4) 坂田桐子, 淵上克義編：社会心理学におけるリーダーシップ研究のパースペクティブ I, ナカニシヤ出版, 2008.

5) Hollander,E.P：Conformity, status, and idiosyncrasy credit, Psychological Review, 65, p.117-127, 1958.

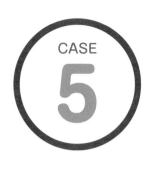

CASE 5

明確な目標を提示しないために スタッフが仕事のやりがいを もてずにいる病棟のリーダー

一つの組織に属する者どうしは、いわば同じ船に乗り合わせたようなもの。難破したり沈没することなく目的地までたどり着きたいものです。しかし、その目的地が定まっていなかったらどうでしょうか。行き先を示し、船の舵をとるのはリーダーたる船長の役目です。

● 疲れる毎日

　私は入職時の希望どおりに脳外科病棟に配属され、もうすぐ勤続5年になります。先輩に教わりながら、患者さんを観察してアセスメントする力を磨いてきました。生命の危機的状態にある患者さんの異常の早期発見ができるようになってきたことが自信につながっています。でも、後輩の指導をしたり、責任重大な業務も任されるようになった最近では、脳外科ならではの大変さがあることをつくづく感じます。

　特に一人でみないといけない患者さんの数が増える夜勤帯は大変です。まず、脳卒中の発症直後や手術直後のような、いわゆる超急性期の患者さんをみないといけません。当院は急性期病院なので、こういった患者さんが次々に運ばれてくるのです。超急性期の患者さんは生命の危機的状態にあるので、異常を見逃さないように神経を使います。

　もちろん、患者さんはそれだけではありません。なかには、脳血管性認知症があり目が離せない患者さんもいます。つい先日も、ある患者さんが病棟を離れて迷子になってしまい、病院中を探し回りました。結局、タクシーで自宅に帰っていたことが確認でき、ほっとしたのですが、確認できるまでは生きた心地がしませんでした。ほかにも、2時間ごとの体位変換、トイレへの移動・介助などきつい仕事が続きます。16時間夜勤をしていま

すが、朝を迎える頃にはぼろぼろになっています。

● 方向性を示さない師長

　こんなにさまざまな患者さんを相手にし、さまざまな業務を同時並行的に行っているのですから、病棟としての目標のようなものがあったほうがいいと思うのです。みんなで一つの目標を共有し、それに向かって協力しあうことで病棟の一体感が高まるでしょうし、仕事上の疲労も少しは癒えるのではないかと思います。

　そこで先日、数人のスタッフで師長に「師長さんは、この病棟をどんなふうにしたいと思っていますか?」と尋ねてみました。すると師長の答えは、「今のままでいいんじゃないの。とにかく、毎日の業務を滞りなく進めてほしいわ」というものでした。ふだんの師長の口ぶりからも薄々感じてはいたのですが、はっきりした方向性などなさそうです。このままでは、やりがいを感じることもできないまま、日々の看護に疲弊していくばかりのような気がします。

解 説 ●

⦂⦂⦂ 組織が目指す方向性

　コッター[1] はリーダーシップをマネジメントと区別し、「ビジョンと戦略をつくり上げる、戦略の遂行に向けてそれに関わる人々を結集する力」とし、「変革の旗振り役である以上、その方向を決めることは、リーダーの最も重要なミッションである」と述べています。

　ビジョンをつくり上げることがリーダーシップに欠かせないものであるなら、ビジョンとはいったいどのようなものなのでしょうか。『経営学大辞典』[2] では、「成員に組織の進むべき『方向』を示し、成員を鼓舞し、勇気づける機能を果たす」とあります。また大串[3] は、「価値判断基準の役割を果たすものこそが『ビジョン』」であり、「判断に迷ったときに、そこに

立ち返って考えることによって、はっきりとした答えが見つかれば組織の方向性が定まってくるはずです」と述べています。つまりビジョンとは、病院であれ病棟であれ、その組織が目指す「方向」を示すものといえます。

∴∴ よいビジョンの特徴

　ビジョンをつくり上げることは一見難しそうですが、コッター[4]は「ビジョンと戦略は、人々をあっと言わせるようなものである必要はない。目新しい点などいっさいないように思えるものが、最良の結果につながる場合もある。『価値あるビジョンは平凡である』と言っても過言ではないくらいで、そこに散りばめられたアイデアも、よく知られたものであることが多い」と述べています。

　本事例の師長は、ビジョンともいうべき方向性をまったく示していないため、スタッフが目標をもつことができずにいます。スタッフの話から、この病棟のビジョンとしてどのようなものがあがるか考えてみましょう。

　事例の病院は急性期病院であるため、当然ながら脳外科疾患の急性期にある患者の看護が中心となっています。生命の危機的状態にある患者の異常の早期発見は最も重要な事柄でしょうし、ADLを低下させないための早期離床も欠かせません。

　このことから、もしスタッフの教育システムが確立されていなければ、「脳外科看護のスペシャリストを目指す・育てる」といったビジョンをつくり、スタッフの教育に力を入れていくことが考えられるでしょう。教育システムを構築することで、事例で語っているような中堅スタッフが、後輩の指導役を担っていくよう働きかけることができるでしょう。

　また、急性期病院という病院の機能から考えると、リハビリ期に移行した患者をリハビリ病院などへ転院させることも重要でしょう。そこで、たとえば「地域連携パスを活用し、地域の病院とよりいっそうの連携を図る」といったビジョンを設けてもよいのではないでしょうか。急性期からリハビリ期まで多様な患者が存在する病棟であるため、急性期の患者とリハビリ期に移行した患者をチームに分けて、チームごとに担当看護師を決めチームの目標を設定することもできるでしょう。

ビジョンを設定するうえで注意すべきことは、やみくもに設定するのではないということです。組織の一つとして、病院には必ず求められる役割や機能があります。それらを踏まえたうえで病院や看護部の理念が存在します。病棟単位でのビジョンを設定する場合は、こうした病院や看護部の理念を実現するためのものである必要があります。

　さらに、現場を見つめ、スタッフとよく話をし、スタッフから見ても、「これは問題だから、何とか解決しよう」「こんなふうになったらいいな」と思える魅力的なビジョンを打ち出していくことが重要です。大串[5]は、よいビジョンの特徴として以下の5つをあげています。

①具体的であること——抽象的なビジョンでは当たり前のことをいっている印象が否めず、簡単に形骸化してしまう。

②簡潔であること——どんなビジョンもメンバーが覚えられなかったり、すぐに忘れ去られたりしては意味がない。複雑でなく簡潔な言葉で表現することが大事である。

③方向性を示していること——ビジョンはその組織の目指す方向性を示していなければならない、最終的な価値判断の基準にもなり得なければならない。

④魅力的であること——ビジョンは組織のメンバーで共有されなければならない。誰もが「よい」と魅力を感じて誇りに思えるようなビジョンが重要である。

⑤個性的であること——「われわれは何のために存在するのか」と根源的に自らの価値を確かめ、これを高めていくビジョンであって、初めて共感が得られる。

　このような5つの視点を踏まえながら、スタッフのやる気を引き出すビジョンを設定し、取り組んでいきましょう。

引用・参考文献
1) Kotter,J P：リーダーシップ論—いま何をすべきか，黒田由貴子訳，ダイヤモンド社，p.19，1999.
2) 神戸大学大学院経営学研究室編：経営学大辞典，中央経済社，p.243，1999.
3) 大串正樹：ナレッジマネジメント—創造的な看護管理のための12章，医学書院，p.3-4，2007.
4) 前掲書1)，p.53.
5) 前掲書3)，p.7-9.

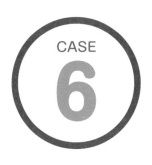

CASE 6

自身が提示した目標にそぐわない言行を示したために不信感をもたれているリーダー

一貫性がとれていることは目標を達成に導くうえで大事な要素です。もちろんリーダーは、目標を設定・管理・評価する者として、その目標の遵守に努めなければなりません。そこに齟齬があるとどうなるでしょうか。フォロワーは常にリーダーの言動を見つめています。

師長が掲げた病棟目標

　私が勤務する病棟の今年度の目標は「接遇・マナーの向上」です。周りの病院を見ても、どうやら接遇ははやっているみたいだし、研修の案内などもよく見かけます。師長は「これからの時代は接遇よ。患者さんに選ばれる病院を目指さなくっちゃ！」と張り切っている様子です。でも、あまり接遇に興味がない私にとってははっきり言って他人事です。と言いながらも、師長の半ば強制的な勧めによって、私たちスタッフは言葉づかいや身だしなみといった研修に参加させられているのですが……。

ところが師長の接遇は

　先日、信じられない光景を目にしました。病棟に出入りしている業者の方があいさつしているのに、師長がそれを平然と無視していたのです。そのうえ、師長は業者の方が2〜3日前に持ってきた試供品にクレームをつけていたのですが、その言葉づかいも乱暴でした。「接遇・マナーの向上」と病棟では口うるさいほどに言っている師長が、あんな態度をとっていたなんて……。確かに病棟で患者さんやご家族に接するときの師長の言葉づかいや態度は立派なものですが、それすらも表面だけのものに思えてきました。

私たちは、患者さんや家族の方を対象に看護を提供しています。患者さんやご家族に好感をもってもらえるような言葉づかいや身だしなみが大切なことは師長に言われなくてもわかっています。だからといって、患者さんやご家族以外の方にはぞんざいな接し方をしていいとでも思っているのでしょうか。

　　患者さんやご家族だけでなく、他職種や職員の方々、出入りの業者の方など、かかわる方すべてに対して、気持ちのよいあいさつや相手を尊重する言葉づかいができてこそ、「接遇・マナーの向上」だと私は思います。師長には、言うからには一貫した行動をとり、自ら見本を示してもらいたいです。

解　説

フォロワーのリーダーシップ認識プロセス

　　カルダーはフォロワーがリーダーシップをどのように認知しているかについて、心理学の帰属理論の観点から考察しています。帰属理論とは、ある現象に対して、その原因をどのように考えるかを分析する理論です。

　　カルダーが提唱した「フォロワーがリーダーシップを認識するプロセス」について、フォロワーから見たリーダーシップを研究している小野[1]は、そのプロセスを以下のように解説しています。

　第1段階：直接知ることのできない段階――フォロワーの中に暗黙のリーダーシップに関する知識（リーダーシップの理想像）が仮定として存在している。

　第2段階：観察――実際にリーダーの行動およびその結果を観察する。

　第3段階：証拠ある行動の受容――実際の行動をリーダーシップの証拠として受容するか否かを決定する。

　第4段階：情報の評価――証拠となる行動の結果を暗黙のリーダーシッ

プに関する知識と比較して最適な決定を行う。

第5段階：先入観──リーダーに対して個人的に有している先入観と照らし合わせて最終的な判断を行う。

第6段階：リーダーシップ帰属──リーダーの行動に対してリーダーシップを発揮していると認識する。

本事例のスタッフは、師長のことをどのように評価しているのかを各段階に照らしながら考えていきましょう。

第1段階について考えると、「言ったからには一貫した行動をとり、自ら見本を示してほしいです」と言っていることから、このスタッフが描くリーダーシップの理想像は「一貫した行動」にあるといえます。第2段階では、「接遇・マナーの向上」という目標を掲げていながら、病棟に出入りする業者にはあいさつもせず、乱暴な言葉遣いをしている師長の行動が観察されています。そして第3段階にあたる認識として、師長の行動はリーダーシップを示すものとして受容できないと決定しています。

この第3段階について小野[2]は、「一貫性があること、際立っているということ、社会的に望ましいものというフォロワーの判断基準を満たしたものが、リーダーシップの証拠ある行動としてフォロワーに認識される」と解説しています。この論に立脚すれば、スタッフから見た師長の行動は、一貫性がなく、社会的に望ましくない行動としてとらえられたといえます。そのため、スタッフにはリーダーシップの証拠ある行動として認識されなかったのです。

続く第4段階で、スタッフは、「一貫した行動」をとるという自分の理想のリーダーシップと比較した結果、師長をリーダーとして評価しませんでした。さらに第5段階で、スタッフは、師長はリーダーとしてふさわしくないという判断を下しています。

小野[3]は、「フォロワーの言動に表れる反応はリーダーの現実の姿を映す鏡であり、自分が意図しているリーダーシップが機能しているかどうか、判断するための示唆を与えてくれる」と述べています。本事例のスタッフは、おそらく師長に対して反抗的な態度をとっていたことでしょう。また、師長が推進したいと考えている「接遇・マナーの向上」に対しても非協力的な姿勢を示していたと考えられます。反対に、師長が一貫した行動をと

り、このスタッフにリーダーであると認識されたなら、スタッフの態度もおのずと変わることでしょう。

　リーダーシップとは、決してリーダーの一人よがりで成り立つものではなく、フォロワーから認識されて初めて成り立つものなのです。自分自身が効果的にリーダーシップを発揮したいと考えたときに、段階を追ってフォロワーの反応を観察し、自らの行動が適切か評価していくことが重要です。

リーダーシップ実践のポイント

● リーダーシップは、フォロワーから認識されて初めて成り立つ。
● 一貫性があり、際立ち、社会的に望ましい行動をとる。
● フォロワーの反応を観察し、自らの行動が適切か評価していく。

引用・参考文献
1) 小野善生：リーダーシップ，ファーストプレス，p.99，2007.
2) 小野善生：フォロワーのリーダーシップ認識に関する研究，六甲台論集経営学編，48（2），p.76，2001.
3) 前掲書2），p.98.

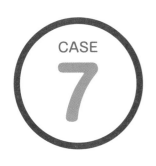

CASE 7 自分が育てられたように スタッフに厳しく接することが よいと思っているリーダー

人間は自らが導かれたように後進を導きます。仮にその導き方に問題を感じていても、それを否定しては自らを否定することになりかねず、ほかの導き方も知らないのでなかなか変わることができないのです。そんな負の連鎖をどう打ち破ることができるでしょうか。

昇進お断り

　私は循環器内科病棟の主任看護師です。看護学校を卒業し、この病院に就職して27年になります。この病棟には16年前に異動してきて以来、仕事が面白くてずっといます。同期は結婚や出産・育児で3分の2ほどが退職し、残った数人も今では師長になっています。私も以前、師長への昇格考査に応募したことがありますが、その時は落とされました。この病院では昇格と同時に部署を異動するのが慣例なのですが、それを拒否し、この病棟での昇格を強く希望したからだと思います。

　今では他の部署に移るくらいなら、この病棟で主任のまま終わってもいいじゃないと思っています。私が循環器看護を好きだということもありますが、実際のところ、私がいなくなればこの病棟がめちゃくちゃになるから放っておくわけにもいかないでしょう。何しろ師長は今年異動してきたばかりだし、スタッフは中堅2人を除けば入職3年未満です。医療事故の危険がいたるところにあるので、目を光らせておかなければいけません。毎年人の入れ替わりが多く、初歩的な教育の繰り返しですが、これも、私しかやる人はいないのでしかたがないと思っています。

厳しさこそ最善の指導

　私は新人教育は厳しくすべきだと思っています。申し送りは教育の重要な機会ですから、検査データを見落としていたり、排便がないのに放置していた場合など、なぜ見落としたのか、なぜ対応しなかったのか、ミスが患者に与える影響を理解しているかなど、徹底して説明を求めるようにしています。不十分な答えであればレポートを課します。

　スパルタなんて今どきはやらないかもしれませんが、1～2年のうちに一生の土台となる基礎を教え込むのが私の務めだと思いますし、ついて来られる人がその後も成長できる人でしょう。私もそうやって育ててもらいました。確かに当時は苦しかったけど、今となっては先輩方に感謝していますよ。

　もちろん、研修医にも厳しく臨んでいます。オーダーは基本的に根拠を説明してもらってからでないと受けません。なかにはよくわかっていない研修医もいるんですよね。そこを正すのが協働者としての看護師の責任ではないでしょうか。

　患者さんも同じです。循環器内科の患者さんたちは、たいていセルフケアが重要なんですよね。そのことを理解し、治りたいと思って自分に厳しく努力する人だけが治ればいいと思います。そういう患者さんには惜しみなくかかわるようにしています。退院するときに感謝の言葉をくださる患者さんもけっこういるんですよ。

　それなのに、師長や病棟科長から時々、新人が泣いていたとか、退職や異動を希望するスタッフが多いとか、研修医からクレームが来たとか言われることがあるんですよね。もっと、やさしくしてあげないとなんて言われますが、厳しく接するのが私のスタイルですから、譲るつもりはありません。こうしないと病棟の安全が守れないだろうと返せば、それ以上は言ってきません。だいたい最近の管理職は部下に甘すぎです。「鉄は熱いうちに打て」とか「ライオンは子を谷につき落とす」っていうじゃありませんか。そうしないと身につかないでしょう。

```
┌─────┐
│ 解 説 │━━━━━━━━━━━━━━━━━━━━━━━━━━━━●
└─────┘
```

⦙⦙ 課題関連行動と人間関連行動

　本事例は、16年間同じ病棟に勤務する主任の言い分を取り上げています。新人が泣き出したり、退職・異動希望者が多かったり、研修医からクレームが来るなど、病棟師長や診療科長は指導が厳しすぎるせいではないかと考えているようです。しかし、病棟の実務の実権は主任が握っており、強くは言えない状況のようです。

　主任自身は、病棟の安全や患者の治癒、スタッフの成長を考えてしていることだと主張していますが、やはりその態度には問題がありそうです。その点を考えていきましょう。

　主任は、自分がいなくなったら病棟はめちゃくちゃになると思っていますし、目を光らせていないと医療事故が起きる恐れがあるとも言っています。また、新人の育て役を自負してスタッフにも研修医にも厳しく接し、不確かな点については徹底して説明を求めます。そしてこれがナースとしての責任なのだと述べています。この主張から、主任は安全な医療を提供すること、またスタッフの能力が向上することを重視し、その責任を重く受け止めていることがわかります。

　金井[1] は、これまでのリーダーシップ研究者の見解を総合的に検討し、リーダーシップは以下に示したわずか2通りの行動によって説明できると述べています。

①課題（仕事）関連行動——課題の達成や仕事に連結した行動。
②人間（対人関係）関連行動——人間としての部下の思いやりや、集団としてのまとまりの維持に直結した行動。

　事例の主任のリーダーシップ行動は、課題関連行動の側面が強いといえます。一方、人間関係に関する側面を拾ってみると、「ついて来られる人がその後も成長できる」「自分に厳しく努力する人だけが治ればいい」「そ

ういう患者さんには惜しみなくかかわる」といったものがあがります。極論ではありますが、これでは頑張ろうと思いながらも悩んでいるスタッフや、治りたいと思っていても指示されたことができない患者は切り捨てられかねません。

　安全かつ患者を尊重した質の高い看護が行われるためには、病棟スタッフ一人ひとりが自分の力をいきいきと発揮できる必要があります。そのためには、看護チームの人間関係に緊張や敵意が存在するなどして、メンバーがバラバラでまとまりのない状態であってはなりません。課題関連行動と人間関連行動のバランスがとれたリーダーシップが発揮される必要があります。

⠿ X仮説とY仮説

　主任の専制的なリーダーシップが発揮されている状況は、人間関係がぎすぎすし、不満や不信感がよどんでいるのではないかと想像できますが、主任自身はそのような状況を大して気に留めず、問題とは感じていないことがうかがえます。これには、主任のパーソナリティとともにキャリア発達の歴史が影響しているかもしれません。

　主任は「私もそうやって育ててもらいました」と先輩の厳しい指導に耐えて努力してきたことを述べています。人は自身の経験から価値や物事の前提となる考え方を学び取っていくものですが、主任も自身の新人の頃の経験によって、人間観や教育観に大きな影響を受けているのでしょう。

　主任はスタッフや研修医の行動に目を光らせ、過ちを指摘するだけではなく、相手の認識や姿勢のあり方を追求しています。そしてレポートを書かせるなどの義務を課しています。主任の言動からは、スタッフはミスをおかす信頼できない存在で、自分の過ちから学ぶことができず、強制的に学習させなければならないと考えていることが読み取れます。

　これらは、マグレガーが提唱するX仮説とY仮説のうち、X仮説に基づいた人間観といえます。X仮説とY仮説とは人間の動機に関する理論であり、人間の本質に関して正反対の見方を示したものです。

　X仮説は、大多数の人間が命令されることを好み、責任を負うことを好

まず、何よりも安全・安定を好むとする説です[2]。一方Y仮説は、人間は生得的には怠惰でも信頼できないものでもなく、適切に動機づけられれば自律的・創造的に行動するという説です[3]。X仮説のような人間観からは、スタッフや周囲の人々の感情への配慮が生まれてくることは難しいものです。

では、主任に自省を促し、病棟の雰囲気を変化させるためには何をすればよいのでしょうか。金井[4]は、優れたリーダーシップをとるためには、リーダーシップの学び方を学ぶ必要があると主張しています。すなわち、リーダーシップとは自分の存在のあり様や生き方のあり様とつなげつつ、自分の属する（自分がリードすべき）集団における課題に直結した実践的な問いとともに探求されるのが最も望ましい、つまり実践と結びつけて学習することが重要だと述べています。さらにはショーンとアージリスの二重ループ学習の概念を引いて、これまで学習してきたことがもはや通用しなくなっているのに、同じやり方のまま自分を磨こうとするのは閉じた学習であり、リーダーシップに限らず、これまでの自分のあり方の暗黙の原理や仮定に気づく必要があるとしています。

ちなみに二重ループ学習とは、実践や行為の後、ただその状況を振り返り、それがどのような意味をもっていたかを考えるだけでなく、その状況のなかでの自分のありようや状況に向き合う際の前提をも内省することによって学んでいくことをいいます[5]。

本事例の主任は退職・異動希望者が多いのは指導が厳しすぎるせいではないかという指摘に対して自分の言い分を主張するばかりで向き合おうとしていません。おそらく主任自身も、自身の人への対し方に問題があることをおぼろげながらも認識しているのです。しかし、厳しくする以外の指導のしかたを知らないために、現在の立場に固執しているのではないでしょうか。主任もまた、厳しさのあまり人間関係性が不十分ななかで育てられた気の毒な存在といえるでしょう。

リーダーシップ実践のポイント

- ●組織が力を出すために、課題の達成とともに、思いやりに満ちた人間関係をづくりを目指す。
- ●適切に動機づければ自律的・創造的に行動するというY仮説の視点でフォロワーをとらえる。
- ●リーダーは継続的にリーダーシップの学習を行う必要があり、実践と向き合い、自分自身を見つめる二重ループ学習が効果的である。

引用・参考文献

1) 金井壽宏：リーダーシップ入門，日本経済新聞出版社，p.209-303，2005.
2) P.ハーシィ，K.H.ブランチャード，D.E.ジョンソン：行動科学の展開—入門から応用へ 人的資源の活用，山本成二，山本あづさ訳，生産性出版，p.66，2000.
3) 前掲書2），p.67.
4) 前掲書1），p.43-46.
5) ドナルド・ショーン：専門家の知恵—反省的実践家は行為しながら考える，佐藤学，秋田喜代美訳，ゆみる出版，2001.

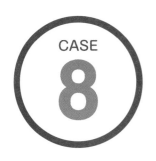

CASE 8 ミスをおかしたスタッフを厳しく叱責するために敬遠されているリーダー

人はミスをおかすもの……とはいえ、医療現場でのミスは時に人の生命を左右しかねず、それだけに慎重な対応が求められます。そして慎重な対応が必要なのは、ミスに対してだけではありません。ミスをおかしたスタッフに対してもリーダーの配慮が求めれます。

● 3年目のインシデント

　私はいわゆるヒラの看護師で、ここの病棟に配属されて3年がたとうとしています。大半の業務を一人でこなせるようになり、少し自信もついてきたような気がしていました。けれどこの間、インシデントを起こし散々な目に遭いました。

　それは夜勤帯で点滴のミキシングをした時のことでした。冷所保存されていた注射薬を混注するのを忘れてしまったのです。「忘れないようにしなければ」と思っていたにもかかわらず、ついうっかり忘れてしまいました。ダブルチェックもしていたのですが、相手のスタッフも気づかずにそのまま点滴ルートをつないでしまったのです。

　その日の午後、翌日分の注射薬が病棟に届いた時に保存庫を開けたスタッフが、残っているはずのない注射薬が残っていることに気づき、インシデントがわかったそうです。その時間にはもう退勤していたので、私がそれを知ったのは休暇をはさんで翌々日に出勤した時でした。患者さんの生命に影響はなかったものの、患者さんの治療上なくてはならない薬を混入し忘れたので、主任から話を聞いた私はずいぶん落ち込みました。

● すごい権幕で怒る師長

　インシデントがわかった時、病棟内は大変だったそうです。まず師長は「誰がそんなミスをしたの！」とすごい剣幕で怒り始め、犯人探しが始まりました。その結果、私が起こしたことがわかると、「あの子なの！まったくもう、3年目だっていうのにこんな初歩的なミスをして、何を考えているんだか！」とみんなの前で大声で言ったそうです。そればかりか、出勤した私はみんなの目の前で延々と怒られました。私の話も聞いてほしかったのに頭ごなしにです。

　もちろん、ミスが重大な結果を招くことは私だって認識しています。だけど、みんなの前であれだけ言うことはないだろうと思います。今まで、他のスタッフがインシデントを起こしたときも、師長は執拗に怒り責め立てていました。それを見ているのもつらかったですが、私自身も怒られる立場になってしまったわけです。

　師長はとてもエネルギッシュで、医師や看護部にも臆せずものを言うタイプです。そこはいいなと思うのですが、インシデントに限らず、人にも自分にも厳しい師長のもとで、私たちスタッフはいつも緊張を強いられているような気がします。ミスが患者さんに与える影響を怖れるよりも、ミスして師長に怒られないようにと師長の顔色ばかりうかがいながら業務をしているような感じです。こんな状態では、師長が掲げた病棟目標に向かう気持ちも萎えてしまいます。

解 説

⠿ 感情のコントロール

　ゴールマンは、知能指数（IQ：Intelligent Quotient）と区別して心の知能指数（EQ：Emotional Quotient）という概念を提唱しています。ゴールマン[1]は「感情の問題は、リーダーシップにおける最も本来的かつ重要なテーマ」であり「どのような集団においても、リーダーはメンバーの感情

を左右する最大の力を持っている」としています。加えて、「リーダーが感情を良い方向へ導けば、集団の良い資質を引き出すことができる。これを『共鳴』と呼ぶ」とも述べています。

EQは以下の4つの領域に分類されます。

①自分の感情を認識する。
②自分の感情をコントロールする。
③他者の気持ちを認識する。
④人間関係を適切に管理する。

さらに、ゴールマン[2]は、「EQの4つの領域の連繋は、共鳴を生み出すリーダーシップの基本的要素として、理論上のみならず実用面でも重要である」と述べています。

事例のように、スタッフがインシデントを起こした場面に遭遇することはよくあることでしょう。とりわけ、本事例のスタッフのように、自ら負の感情を抱いている場面では、よりいっそう師長が自分自身の感情をコントロールすることが重要です。

その点、本事例の師長の振る舞いは決してEQが高いとはいえません。このままではスタッフとの人間関係が悪化していくことが予想されます。そうなった場合、師長が病棟目標を掲げて目指すべき方向にスタッフを導きたいと考えても、スタッフとの人間関係が築かれていないのですから、実現は困難となります。このような事態を招かないためにも、師長は以下の点に注意して対応する必要があります。

まず、インシデントを起こしたスタッフに対して怒りの感情を抱いていることを師長自身が認識することです。そのうえで、その怒りの感情をコントロールし、インシデントを起こして落ち込んでいるスタッフの気持ちを十分に認識する必要があります。これは当事者の話を聞けば、「忘れないようにしなければ」と思っていながらもつい忘れてしまったことや、その後もずいぶんと落ち込み反省していたことがわかるはずです。

師長が怒ってばかりいては、スタッフは萎縮し、師長の顔色をうかがって振る舞うようになります。これではインシデントの再発防止を導くうえでも支障となります。当事者とともに、客観的にインシデントを振り返り、

再発防止策を考えていく姿勢が大切です。

　このようなプロセスを経ることで、スタッフは前向きにインシデントを予防しようという気持ちをもてるようになり、師長とスタッフとの間の人間関係も適切に維持することが可能となります。EQはリーダーシップを発揮するうえでの基礎です。興味深いことに、EQのかなりの部分は脳が学習した習慣や反応であり、正しい方向で努力すれば矯正し向上させることが可能だといわれています[3]。EQに対して苦手意識があっても、あきらめずに向上させる努力をし続けることが大切です。

社会性の知能指数

　ゴールマンとボヤツィスは、対人関係という切り口を重視してリーダーシップを評価するために、EQの概念をさらに押し広げて社会性の知能指数（SQ：Social Quotient）という概念も提唱しています。

　これは、「他者の能力を引き出す力を意味し、特定の神経回路とそれに関連する内分泌系に支えられている」ものです。ゴールマンらの10年余りにわたる研究によって、SQの高いリーダーと低いリーダーとでは、業績に大きな開きがあることが証明されています。とりわけ、危機的な状況においてSQの重要性が求められる例として、以下のケースが紹介されています[4]。

　「カナダのある州で、医療制度の大改革がなされ、組織が抜本的に再編された時のことである。内部調査によると、医療の最前線ではフラストレーションが高じて、患者に行き届いたサービスが提供できなくなったという。特筆すべき点として、SQの低いリーダーの下で働く人たちは、気配りのあるリーダーの下で働く人たちと比べて、患者の医療ニーズに十分に応えられなかった比率が三倍、心がすさんだ比率が四倍に上がっていた。そのようななか、上司のSQが高い看護師たちは、人員削減のストレスにさらされながらも、心の平穏を保ち、患者の世話に大いに能力を発揮した」

　SQについては、①共感力、②思いやり、③組織理解、④影響力、⑤人材育成、⑥啓発、⑦チームワークの7項目からなる評価の指針が設けられ

ています[5]。7項目にはさらに細目があり、たとえば「思いやり」という項目には、「相手の言葉に熱心に耳を傾け、その胸の内を想像できるか」「他人の気分を推し量ろうと努力するか」という2つの項目があります。

　自らのSQを高く保つためには、こういった指針を利用し自らの言動を振り返るのもよいでしょう。リーダーに高いSQが身についていれば、スタッフは心の平穏を保ち、患者の看護に専念できるといえます。そしてそれが組織としての目標達成につながっていくのです。

> ## リーダーシップ実践のポイント
>
> ●リーダーは、メンバーの感情を左右する最大の力をもっている。
> ●EQの高いリーダーは、自分の感情を認識しコントロールするともに、他者の気持ちをも認識し、人間関係を適切に管理する。
> ●部下の感情をよい方向へ導き、集団のよい資質を引き出す。

引用・参考文献
1) Goleman,D, Boyatzis,R E, Mckee, A：EQリーダーシップ―成功する人の「こころの知能指数」の活かし方, 土屋京子訳, 日本経済新聞出版社, p.17-18, 2007.
2) 前掲書 1), p.49.
3) Goleman,D：EQこころの知能指数, 土屋京子訳, 講談社, p.87, 2006.
4) Goleman,D, Boyatzis,R E：EQを超えてSQリーダーシップ, 有賀裕子訳, ダイヤモンド・ハーバード・ビジネス・レビュー, 34 (2), p.31-32, 2009.
5) 前掲書 4), p.30-31

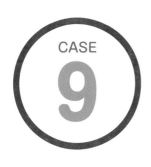

失敗を攻撃的に責めて
主張する余地を認めない
鬼上司型のリーダー

CASE 9

容赦ない叱責をあびせ、部下が思わず身をすくめてしまう、いわゆる鬼上司型のリーダーがいます。これもまたリーダーシップを発揮する一つの方法であり、状況によっては有効に働くことがあるのです。そうはいっても、そこから生じてくる弊害もあるのですが……。

● 攻撃する師長

「また、いつもの攻撃が始まった……」

病棟に師長の声が響いた時、病棟中のスタッフがそう思っていたに違いありません。

昨日のこと、同期のスタッフAさんが薬の指示量を間違って投与してしまいました。患者さんに別状がなかったのは幸いでしたが、それを報告したところ、師長がAさんを怒りだしたのです。状況を知っている先輩スタッフの話では、Aさんの失敗というより、医師の指示間違いが直接の原因だろうとのことでした。他科の医師のアドバイスで使用することになった薬なので、医師もAさんも使ったことがなく間違えてしまったようなのです。

しかし、Aさんがそのことを説明しようとしても、師長は口をはさむのを許しません。「言い訳なんか聞きたくない！」とさえぎり、「あなたはいつも軽率だから、こんなことをやるんじゃないかと思っていたわ」とまで言うのです。いつもこの調子とはいえ、こういう一言はこたえます。Aさんは目に涙を浮かべていました。

攻撃はそれでは収まりませんでした。指示をした医師が自分の誤りだからと間に入ったところ、矛先はその医師にも向かったのです。若手ということもあり、しかも師長の言うことは正論なので、その医師も何も言えな

いようでした。

　ちょうどその時、看護部長が病棟をのぞきにきました。看護部長にたしなめられ、2人への攻撃は収まりましたが、今度は看護部長を相手に、「私の言っていることは間違っていますか？」と詰め寄り、ひとしきり話が続きました。看護部長も収拾をつけるのに一苦労の様子でした。

● **メンバーが避けるリーダー**

　こういうことがこの病棟では日常茶飯事です。思えばこれは師長がこの病棟に着任した時から変わりありません。

　昨年、今の師長が着任してきた時、私たちの病棟はマニュアルも不十分でしたし、システムも整っていませんでした。師長は着任するなりその不備をあげつらいました。確かにこれまで課題としてあがりながらも、日常の忙しさを前に取り組んでこなかったのですから文句は言えませんでした。結局、私たちは休日返上でマニュアル作成、システム整備に取り組みました。

　師長の言うことはたいてい正論ですが、言葉はきついし、私たちの言い分など聞いてくれません。病棟内はいつも今度は何を指摘されるかと戦々恐々としています。入職したての後輩など萎縮しているように思えます。もちろん私も怖いので、困ったことがあるとまず主任に相談しています。師長に相談してもしかられるだけですから……。

解　説

⋮⋮ **圧力型のリーダーパワー**

　上司はその立場上もつパワーによって部下を従わせています。このパワーとは、AがBの行動に影響を与え、Aの指示がなければしなかったことをBにさせる能力であり、以下の3つの条件のもとで成り立つとされています。

①実行せずに潜在能力でもよい。
②依存関係にある。
③Bが自身の行動にある程度の裁量権をもっている。

　本事例の師長にパワーを与えているものは何かを考えてみましょう。フレンチ＆レーベンは、影響力の源泉を、①強制力、②報酬力、③正当力、④専門力、⑤同一視力というという5つのカテゴリーに分類しています[1]。
　事例の師長は病棟のスタッフに対し、恐怖心を基盤にした「強制力」と地位を使った「正当力」をためらわず行使しています。スタッフたちはこの2つの影響力を受け、従わざるを得ません。
　このような鬼上司は確かにいます。メンバーからすれば、「なぜこんな人がリーダーなの」とそのまた上のリーダーを恨みたくもなるでしょう。しかし、人を恐怖で支配するようなリーダーがなぜ昇進できたのでしょうか。
　それは、硬直化し沈滞感が漂っている組織には、人との摩擦を恐れない傍若無人なリーダーが効果的なことがあるからです。圧力によってメンバーに緊張を強いる手法は、嫌々ながらではあるでしょうが、仕事を進めるうえで有効な力となりやすいのです。混乱し沈滞した組織のなかから新しい方向性が生まれてくることもあるので、鬼上司型のリーダーはそのまた上のリーダーに重用される面もあるのです。

⁝ 駆け引きの知能指数

　リーダーシップの効果を高めるうえでは、人間のさまざまな知能が関係しているといわれるようになってきています。鬼上司型リーダーは、最近話題になっている心の知能指数（EQ：Emotional Quotient）や人間関係の知能指数（SQ：Social Quotient）などのソフトスキルとは正反対のハードスキルを多用します。
　多重知能（multiple intelligence）の理論を発表したGardner[2]は、SQの高いリーダーは、人々を率いることやその能力を最大限に引き出すことに長けているといっています。しかし、沈滞した組織や機能不全を起こして

いるシステムにおいては、激しい抵抗や頑なな態度をものともせず、痛みを伴った改革を断行できる駆け引きの知能指数（PQ：Politics intelligence）と呼ばれる資質が必要になることもあるのです[3]。

鬼上司の武器と弱点

鬼上司型のリーダーは主に次のような戦術を使います。

①極度のプレッシャー——支配下に起きたい相手と喜んで対峙し、高圧的な態度でプレッシャーを与えていきます。また言葉の武器を使い、相手を混乱させたりもします。相手の言い分を聞かず、部下の失敗を種に圧力を加えることで支配下におきます。

②怒り——典型的な方法であり、怒り激高することで自分の思いどおりに物事を運ぼうとします。そのうち衝突を避け、不愉快な相手を避けようとする部下の行動を利用し、望むものを手に入れます。

③じらし——あえて距離をとり、守秘性を保つことで影響力を保とうとします。

④わけ知り顔——事実に精通することで相手の反論を押さえつけます。

しかしながら、強いパワーで駆け引きすることは危うさもはらむものです。鬼上司型のリーダーは、自分を批判するものを遠ざけてしまう傾向にあり、敵を見失いがちです。また、批判や反対意見に耳を貸さないので、ご機嫌とりの部下が集まり、意思決定を下すときに判断を誤る可能性もあるのです。加えて、メンバーの離脱や意気消沈を促進しますし、気骨のある反対者がいれば、パワーハラスメントで訴えられる可能性もあるのです。

リーダーとしては時にPQを要する案件も出てくるでしょうが、ソフトスキルとうまく組み合わせて組織を運営していくことが得策です。

リーダーシップ実践のポイント

● 硬直化したチームを変えるときは、影響力を強く行使し、強権的
　に振る舞うリーダーシップが有効である。
● 圧力を加えているときには、抵抗があることを認識し、反対者の
　意見に耳を傾ける。
● パワーハラスメントにならないように一線を守る。
● 一時的に強権発動しても、長期的には人間関係を重視するリー
　ダーシップに移行していく必要がある。

引用・参考文献
1) ステファン·P·ロビンス：組織行動のマネジメント─入門から実践へ，永井裕久，他訳，ダイヤモン
　　ド社，1997.
2) ハワード・ガードナー：MI：個性を生かす多重知能の理論，松村暢隆訳，新曜社，2001.
3) ロデリック·M·クライマー：「鬼上司」の復権，鈴木泰雄訳，ハーバード・ビジネス・レビュー，31 (9)，
　　p.84-99，2006.

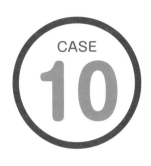

若手スタッフに不満を募らせつつ自身も指導法の転換を迫られているベテランナース

「今どきの若い者は……」とついつい言いたくなることもあるでしょう。しかし、この言葉で世代間の溝が埋まるわけではありません。リーダーシップは導くのみならず、自らフォロワーに近づいていくことも大切です。それによって協調と信頼の空気が生まれます。

昇進の条件

　私は勤続12年目。混合内科病棟のたたき上げで、この病棟ではもう自他ともに認めるベテランです。同期のナースはみんな結婚したり転職したりして、今では病院に残っているのは私だけです。

　病院ですから毎日がそれはもう忙しいですし、さまざまな困りごとにも直面してきました。でも、そのたびにスタッフとして最大限の貢献をして、その難局から病棟を守ってきたつもりです。だからこそ、この病棟に愛着があるし、これからもこの病棟で働きたいと思っています。

　先日、師長との面談の席で昇進の話をもち出されました。今の副師長が家庭の都合で退職する予定になっており、その後を引き継いで来年度から副師長にならないかとの打診でした。

　昇進といえば当院では異動とセットというのが通常なので、それが私が昇進を躊躇してきた理由でもあったのですが、今の病棟に残って昇進できるなら願ったりかなったりです。もちろん私はその場で快諾しました。でも、ある条件を出されたのです。師長によると、私の後輩への態度や指導方法には問題があり、それを改めなければならないというのです。

● のんびり屋の新人たち

　確かに、後輩への態度が厳しすぎるという指摘は以前から何度かありました。しかし、私自身も厳しく育てられ、そのおかげで成長できたと思っていますし、命を守る現場に厳しさがなかったら命を守ることなどできないとも思っています。病棟は仲良しクラブでも、友達をつくりに来るところでもありません。プロフェッショナルが集まって、チームワークで人の命と健康を守る場所です。

　それなのに私より下の世代はみんなおっとりタイプ。後輩への指導方法も甘いのです。指導の甘さから発生したインシデントも数多く見てきました。だから、ここはせめて私が厳しくあらねばと思って指導してきたつもりです。

　それに、ここ2～3年の新人を見ているとイライラしてくるんです。何であんなにのんびりしているのか不思議でしかたありません。おまけに、その子のためと思ってしかると、すっかり縮こまって及び腰になり、私の指摘を理解したのかどうかもわからないまま顔を引きつらせて去っていきます。そのあげく、私とシフトが合わないようにと師長にお願いする人もいるとか。そんな世代を見て、師長が私に変化を求めるのもわからないではないのですが、変わるべきは私なのでしょうか。

共鳴型リーダーシップの要件

　1998年にゴールマンが心の知能指数（EQ：Emotional Quotient）とリーダーシップをめぐる論文[1]を発表し、産業界だけでなく各界で話題となりました。

　リーダーの最も大きな役割は、仕事に対する興奮や楽観や熱意を喚起し、同時に協調と信頼の空気を醸成すること、つまり共鳴を生み出すことです。この共鳴型リーダーシップを発揮するために不可欠なスキルがEQ

であり、これは以下の4つの領域からなるとされています。

①自己認識——自分の感情を認識する。
②自己管理——自分の感情をコントロールする。
③社会認識——他者の気持ちを認識する。
④人間関係の管理——人間関係を適切に管理する。

　この共鳴型のリーダーと正反対に位置するのが不協和型のリーダーです。不協和型のリーダーは、集団の感情を正しく読み取ることができず、不必要な混乱を招くメッセージを送って不協和を醸成します。その結果、集団は精神的苦痛で頭がいっぱいになり、リーダーが発するメッセージや自分たちのミッションに注意が向かなくなるので、ミスも多くなると指摘されています。

⁝⁝ ゆとりナースに対する不公平感

　本事例のナースは、残念ながら不協和型のリーダーのようです。指導したつもりでも、新人たちは顔を引きつらせてしまっているようですし、結局指導を理解したのか否かのフィードバックも得られていません。これではまったく指導になっておらず、病棟に不協和を醸成するだけです。
　事例のナースは、プロフェッショナルが集まって、チームワークで人の命と健康を守る場が病院だと言っていますが、このままでは、自分の言動で病棟に負の効果をもたらし、あげくの果てにスタッフのミスを増やすことにもなりかねません。ここでは、共鳴型リーダーシップの4つの領域を事例に適用させて考えてみましょう。
　まずこのナースの感情を認識します。ナースは自分が厳しく育てられたのに、なぜ今の新人は甘く指導されているのかという不公平感を感じているのではないでしょうか。この不公平感から後輩も厳しく指導しているのだとすれば、後輩たちにとっては理不尽なことです。このような理不尽な感情はコントロールしなければなりません。そして、新人たちの感情を感知し、視点を理解し、新人の状況を積極的に理解する必要があります。

新卒で入職してくるナースは、今や平成生まれです。同じ専門職という共通項があるがゆえに、ナースどうしならある程度目的意識が同じで、同じ思いを共有できると考えがちですが、世代の溝は何とも埋め難いもののようです。

　本事例のナースは、新卒のナースたちがのんびりしているのにいら立ちながらも不思議だと語っていますが、それも無理はないのです。なぜなら、平成生まれ世代は競争主義が否定され、ゆとりを目指した教育方針のもとで育った世代です。なぜ、すばやく動かないのかと不満を募らせるよりも、「ゆとりナース」なのだと割り切ってしまったほうが的確な指導ができるかもしれません。

リーダーシップ実践のポイント

- 自分の感情を客観的に把握するよう心がけ、理不尽な感情はコントロールする。
- 他者の感情を積極的に理解するよう努める。
- 他者の感情を踏まえたうえで、協調と信頼の空気が生まれるよう人間関係を適切に管理する。

引用・参考文献
1) ダニエル・ゴールマン, 他：EQリーダーシップ―成功する人の「こころの知能指数」の活かし方, 土屋京子訳, 日本経済新聞出版社, 2002.

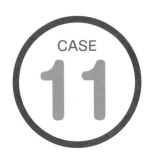

CASE 11 いつのまにかフォロワーから煙たがられる存在になってしまったリーダー

逐一指示を出すことがよい導き方とは限りません。時には見守ること、任せることも必要であり、それはフォロワーがどれだけ成熟しているかという点で判断されます。リーダーには、フォロワーの成熟度を見極め、それに適した導き方をすることも求められています。

若手ぞろいから中堅ぞろいへ

　私は看護大学を卒業して就職し、この消化器外科病棟に配属されました。3年目になりますが、今でもこの病棟に配属されて本当によかったと思っています。この病棟のよさは、何といっても人間関係がいいところです。先輩たちもみんなやさしく、仕事もできる方ばかりです。それに何といっても、テキパキと指示をくれる師長さんの存在が大きいと思います。

　私の入職直前に退職するスタッフが相次いだそうで、私が入職した時、この病棟は先輩たちも含めて若手ばかりでした。当時、師長さんによく「うちの病棟は院内で一番平均年齢が若いんだから頑張りましょう」と言われましたが、それもベテラン不在の不安を吹き飛ばすためだったのだろうと今では思います。師長さんの言葉に答えようと、みんなで結束したことで、今の病棟の団結力の強さが生まれたのだと思います。

　そんなわが病棟ですから、ご主人の転勤の都合で退職した先輩と、もともとICUへ行きたかった同期が異動した以外は、年度末に退職することもなく今年も全員残っています。ですから、数年前、「若いスタッフばかりで大丈夫？」と言われていたのが、今は中堅がスタッフの3分の2を占めています。経験と団結力があるのですから業務もスムーズに進み、他の部署からは「粒ぞろいでうらやましい」と言われるほどです。後輩たちも順調に仕

事を覚えてくれていますし、大好きな病棟です。

● **心なしかギクシャク**

　でも、本当はこのところ病棟が何だかギクシャクしているなと感じることがあるのです。先輩たちは師長さんを煙たがっているような気がします。実は私も例外ではなく、先日師長さんに「患者さんの退院調整を任せるわ」と言われたので私なりにいろいろ段取りを考えていたのに、あれこれ事細かく指示されて、「もう、わかってますから！」って言い返したくなるようなことがありました。

　今まで師長さんにこんな気持ちを抱いたことはなかったし、お世話になっている師長さんに対してこんなふうに思うなんてと、私自身もびっくりです。師長さんは私たちのことを信用できなくなってしまったのでしょうか。それとも私たちが変わってしまったのでしょうか。後輩たちも病棟の微妙な変化を感じているようで困っています。

解　説

⁝⁝ レディネスを考慮した対応

　本事例では、中堅ぞろいの病棟として安定した運営がなされているのに、どことなくギクシャクとした雰囲気のある病棟が描かれています。スタッフナースが訴えるように、師長が変わってしまったのでしょうか。それともスタッフたちが変わってしまったのでしょうか。これについては、条件適応理論の概念を用いて考えることができそうです。

　状況対応型リーダーシップを説くSL理論は、ハーシィとブランチャードらによって提唱されました。SL理論では、他人に影響を及ぼす最善の方法はなく、リーダーはフォロワーのレディネス（準備状態）に合わせて振る舞いを変えるべきだとされています[1]。

　この理論から考えると、以前の病棟は、フォロワーであるスタッフナー

スたちがまだ若く経験不足であり、仕事への意欲は十分にあっても、あまり業務に精通していなかったという状況が考えられます。そのため、リーダーである師長の具体的な指示を必要としており、それに対して師長からテキパキと指示がなされていたことで、必要な指示を的確にくれる存在として師長を信頼し、それが団結力にも反映されていたのでしょう。

その後、スタッフ一人ひとりが成長し、仕事に熟達していきました。それは結果として、スタッフの仕事へのレディネスも変化させたと考えられます。つまり、多くのスタッフは、仕事への意欲もあり、知識・経験もあるという状態に変化したということです。

フォロワーのレディネスが変化したのなら、リーダーもそれに応じてリーダーシップの発揮のしかたを変化させる必要があります。具体的には、従来の教示的もしくは説得的なリーダーシップスタイルから、より委任的なリーダーシップへの移行が必要だといえるのです。

師長はスタッフたちの現在のレディネスをどのようにとらえているのでしょうか。すでに、スタッフたちは教示的・説得的な導き方を求める段階を脱していることに気づいていないのかもしれません。あるいは、そのことに気づいていながらも、リーダーシップのあり方を変化させることができずにいるのかもしれません。

師長のリーダーシップスタイルがスタッフの現在のレディネスに適したかたちへと変われば、これまでのような一丸となって頑張っているというスタイルからは離れるかもしれませんが、今の病棟の状態に適した働きやすさを備える職場に変化するのではないかと思われます。

∷ 成熟度査定の難点

リーダーシップスタイルをフォロワーに合わせて変化させていくには、部下の成熟度を査定することが必要ですが、これには難しい面もあります。たとえば、1年ぶりに会った友人が太ったりやせたりしたことには気づいても、毎日のように会っている友人の変化には気づきにくいものです。これと同じように、毎日一緒に働くフォロワーたちの成熟度の変化に気づくのは案外難しいことだといえるのです。

実際、SL理論を踏まえてその後行われた実証的研究においては、個人としての成熟度なのか集団としての成熟度なのか、心理的成熟度なのか職務遂行上の成熟度なのかといった「成熟度」というものの概念上のあいまいさ、加えて、リーダーが評定するのかフォロワーが自己評定するのかといった評定上の問題がもち上がり、必ずしも理論どおりに実証されてはいないそうです[2]。また、部下のレディネスを査定できたとしても、リーダーシップスタイルを変化させることそのものがなかなか難しいことだともいえます。

　とはいえ、リーダーシップが人に対して発揮される力であるということを考えると、どのような相手に対しても同じように発揮されることのほうが不自然ではないでしょうか。だからこそ、相手に応じてリーダーシップスタイルを変えるということが、管理実践に役立つとされるのでしょう。

リーダーシップ実践のポイント

● フォロワーは常に成長していくので、その成熟度を把握する。
● いつも同じように振る舞うのではなく、フォロワーの状況を査定し、意図的にリーダーシップスタイルを変化させる。
● 業務や課題をすべて抱え込むのではなく、フォロワーの成長に合わせ、委ねていく。

引用・参考文献
1）P・ハーシィ，K・H・ブランチャード，D・E・ジョンソン：行動科学の展開─入門から応用へ 人的資源の活用，山本成二，山本あずさ訳，生産性出版，2000.
2）渕上克義：リーダーシップの社会心理学，ナカニシヤ出版，2002.

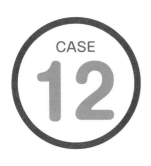

かつて自身を認めてくれた
上司の言葉を忘れず
部下に同じ言葉をかけるリーダー

何気ないけれど心に残っている一言。そんな一言は、人の行動の基盤となり、また後進の者にも伝承されていきます。いくら組織といえども他人の集まり、一人ひとりをよく見て、その人が求めている言葉をかけられることもリーダーの素質です。

● 頑張ろうと思った瞬間

　師長を務めているAです。私はこれまで、自分がこの病院とかこの病棟で「頑張って働こう」と感じた瞬間が何回かあります。それがあったから、今までずっと働き続けてこられたのではないかと思っています。

　1回目は、就職してしばらくの頃。ナースとしてやっていく自信をなくしていた頃のことでした。エレベーター内で看護部長と会ったんです。私があいさつすると、部長が私に「こんにちは、Aさん」って名前を呼んでこたえてくれました。病院には500人以上の看護師がいますから、部長が私の名前を覚えていたとは考えにくく、おそらく名札を見て名前がわかったのだと思いますが、まとめて「新人さん」などと呼ばれていたなかで、看護部長に名前で呼ばれたのは、何だかとてもうれしいものでした。

　2回目は、退院した患者さんから感謝の手紙が届いた時。「病棟の看護師さんに感謝しています」「一晩中足をさすってくれた看護師さん、ありがとう」といったことが書いてありました。そうしたら当時の師長が、「足をさすっていた看護師ってAさんね」って言ってくれたんです。

　患者さんからの手紙だけでも十分うれしかったのですが、そこに私の名前はありませんでした。だから、師長が見ていてくれていたことがわかったあの一言、とてもうれしかったのです。その師長はどちらかというと厳

しい方で、それまであまりほめられたことがなかったから余計にうれしかったのかもしれません。この出来事で、私の師長に対する信頼度はぐっと上がりました。

● 今、名前で呼んでいる私

　今、師長になった私が実践しているのは、一人ひとりを名前で呼ぶこと。つい、「この委員会は３年目か４年目の人にやってもらいたい」「勉強会の担当は２年目さんでお願いします」と言ってしまいそうになりがちですが、そんなとき、「○○さんか△△さん、どうですか？」と言うようにしています。特に新人スタッフには気をつかいます。ついつい、「新人さん」や「１年生」と言いそうになるのですが、新しく入ってきたスタッフに、ここが自分の居場所だと思ってもらえるように、名前で呼ぶことを心がけています。それから特によい点があったら、直接「○○さんが△△したことがよかったんだと思う」と伝えるようにしています。

　こんなことくらいでは何も変わらないかもしれませんが、こうして「私はちゃんと見ていますよ」というメッセージをスタッフに伝えることが大切ではないでしょうか。少なくとも、若い頃の私には効果があったのですから。

解説

集団への帰属意識

　マズローは、人間の基本的欲求は最も基本的なものから順に、①生理的欲求、②安全の欲求、③所属と愛の欲求、④承認の欲求、⑤自己実現の欲求の5段階に分類できるとし、これは欲求段階説と呼ばれています。これによれば、人間はまず、食べる、寝るといった生理的欲求が満たされると、安全の欲求を満たそうとするという具合に、低次の欲求が満たされると、より高次の欲求を満たそうと段階的に移行します。このうち、所属と愛の欲求とは、誰かと一緒にいたい、集団に属したいという欲求です。

新人看護師とは、新しい環境のもとで仕事に悩んだり、人間関係に悩んだりし、自分は本当にこの組織でナースとしてやっていけるだろうかと不安に思っていることが多いものです。そのようなとき本事例のように、「看護師さん」「新人さん」と十把一絡げにした呼び方ではなく、「あなた」といった二人称でもなく、「○○さん」と個人を指す名前で呼びかけられることは、自分の存在が認められていることを感じさせ、自分が属する集団への帰属意識を高めるきっかけになると考えられます。

⦂ アクナレッジメントの効果

　さて、所属と愛の欲求が満たされると、次に人は集団に対し、単なるメンバーとして以上の属性を求めるようになります。これが承認の欲求にあたります。自分が集団のなかで価値のある存在だと認められることを求める欲求だといわれています。さらに上層にいくと、自分の能力を発揮し自己の成長を図ることを欲する自己実現の欲求が生まれてきます。

　本事例では、退院した患者から感謝の手紙が寄せられたことで、自分の看護が患者から認められたこと、さらに思いかけず師長からも直接に認められたことが、承認の欲求を満たし、次のステップへと成長するきっかけを与えたものととらえることができます。

　このように、人は他者に承認されることでやる気が生まれてきます。最近では以前に比べ、人を成長させるためには積極的にほめようという傾向があります。ただし、承認とはただほめることではありません。

　たとえば、人材開発法の一つであるコーチングにおいて、「承認」はアクナレッジメント（acknowledgement）と訳されず使用されることがあり、この場合のアクナレッジメントとは、「認めること、相手を受け入れること」という意味で使用され、「相手の変化や達成した成果について言葉で伝えること」を指します[1]。

　変化や達成した成果ということですから、結果的によかったことだけではなく、以前からの経過や成長を踏まえたうえでないとアクナレッジメントをすることはできません。そして言葉で伝える際も、ただ「よくやったね」「すごいね」というのではなく、本事例の「足をさすっていた看護師っ

てＡさんね」という言葉のように、事実に即して「あなたのおかげでこういう成果が出た」と伝えることが大切です。こうして自己成長に対する本人の認知を促すことによって、人はさらにやる気になれるのです。

ナレッジマネジメントによる情報共有

本事例の師長は、自分が過去に上司から受け、効果があったと思われるやる気になる方法を自らも実践しています。これは世代を超えて何かを伝承しようという姿勢の表れといえます。師長は、自分が受けて効果があったと思われる自らの経験を感覚的に覚えており、それを後輩たちに向けて実施していますが、こうしたノウハウはともするとどこにも記録されず、その次の世代には確立した知識として伝承されない可能性があります。

そこで最近では、このような個人の経験的な知識を言語化し、蓄積された情報を資産として共有できるようにすることの重要性がいわれるようになってきています。これをナレッジマネジメント（knowledge management）といいます。ナレッジマネジメントが行われている組織では、既存の知識を共有することがより新たな知識の創造へとつながり、個人の業務改善や組織の利益増加といった成果を生むことが期待できます。

リーダーシップ実践のポイント

● 新メンバーを受け入れるときは名前で呼び、組織の一員として受け入れるという態度を表明する。
● 新メンバーが、組織のなかで価値ある存在であるということを実感できるように、達成した成果や実績を言葉で伝えて承認する。
● 価値のある情報は共有し、継承するために言語化する。

引用・参考文献
1）伊藤守：コーチング・マネジメント―人と組織のハイパフォーマンスをつくる, ディスカヴァー・トゥエンティワン, 2002

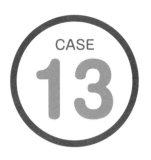

慣れない業務が加わり
疲弊しているスタッフたちを
守ろうとするリーダー

フォロワーが安心して満足のいく働きができるように、環境を整え、その環境を守っていくのはリーダーたる者の役目です。そのためには、対外的に働きかける積極性が必要であり、視点を変える柔軟性が必要であり、また何度も取り組む粘り強さも必要とされます。

● 病棟の一大事

　循環器科病棟の師長になって4年になります。今まで大した問題もなく順風満帆に師長の役をこなしてきました。ところが、今年度は頭を抱える出来事が立て続けに起きてしまいました。

　思えば年度当初から厳しい船出でした。昨年度末での退職者が多く、スタッフの4分の1が新人という状況でスタートしたのです。以前からのスタッフたちは有能ですから、いくら新人が多くてもみんなで協力すれば何とかやっていけるだろうと思っていた矢先、看護部長から呼び出しがありました。その席では、ICUの稼働率を上げるために、今までICUでみていた術後患者を早めに病棟に移す方針が決定したと告げられました。正直困ったことになったと思いました。

　術後の一般病棟への移動が早まるということは、人工呼吸器を装着した患者をみる機会が増えるということです。しかし、現在のスタッフはほとんど人工呼吸器装着中の患者をみた経験がなく、混乱が予想されたからです。せめてもの救いは、スタッフの多くがスキルアップになるからと、この方針転換を前向きにとらえてくれたことでしょうか。

　とはいえ、人工呼吸器を装着した患者が実際に病棟に複数名移ってくるようになると、みるみるうちにスタッフたちは疲弊していきました。残業

も多く、日勤のナースが深夜まで残業することも増えました。そんななか、人工呼吸器の扱いに慣れていなかったがためのインシデントが起きてしまいました。それ以来、人工呼吸器を避けたがるスタッフが急増するようになりました。なかには、心身の緊張からか不眠を訴えるスタッフまで出るようになりました。

こうなっては現体制でやっていくのも限界でしょう。そう判断した私は、他病棟から人工呼吸器の扱いに詳しいスタッフをリリーフとして出してくれるよう看護部長にお願いしにいきました。

● つれない看護部長

ところが看護部長の返事はそっけないものでした。どの病棟もまだ新人が育っておらず大変だから人を出すことはできないと一刀両断。あげくの果てに、病棟内で学習会を開いたり自己学習を奨励し、何とか乗り切るようにと言うのです。

そうはいっても、新たに知識を身につけるにはそれなりの余力と時間が必要です。日々の業務をこなすので精一杯のスタッフたちに、とてもそんな余裕はありません。それでなくとも、スタッフは蓄積された疲労で集中力を欠いています。私は大きな事故でも起きたらどうしようと毎日ヒヤヒヤしています。実際、人工呼吸器に関するもの以外でもインシデントの報告が増えており、ますます不安が募ります。

3週間後には病院内の各部署の長が集まる会議が予定されています。そこで病棟の窮状を訴えて何らかのサポートを請うつもりです。でも、それまで病棟スタッフが精神的・体力的にもつかどうか心配です。

解 説

⠿ チャンスをつくる積極性

今までは順調に仕事をこなしてきた本事例の師長ですが、さまざまな難

題が相次ぎ、真の力を試される局面を迎えているようです。この難局を乗り切るリーダーシップとして、ここではサーバントリーダーシップの概念を利用してみましょう。

　サーバントリーダーは、常に他者（フォロワー）が最も必要としているものを提供しようと努めます。フォロワーのサーバント、つまり「奉仕者」的立場になって後押しをするリーダーシップのかたちだといえます[1]。

　本事例の病棟は、慣れない人工呼吸器装着患者をみるようになったことで、業務が煩雑化し、スタッフも疲弊しています。スタッフたちが安心して働ける環境を整えることがサーバントリーダーとしての喫緊の務めといえます。

　師長もそのことはよくわかっており、看護部長のもとへ談判に行きました。しかし、看護部長からはつれない返事しか聞けませんでした。そこで師長は、3週間後の会議が窮状を訴えるチャンスだととらえています。しかし、今の病棟の状況では、3週間のうちに何か取り返しのつかないことが起こらないとも限りません。与えられた3週間後のチャンスを待つだけではリーダーとして不十分であり、自分でチャンスをつくる積極性を発揮してもよいのではないでしょうか。

　では、事例の師長はどのような場面で積極性を発揮すると問題の早期解決が図れるでしょうか。たとえば、師長が看護部長に談判に行ったところ、どの病棟も新人を抱えて大変だから人を出すのは無理だと言われました。しかし、この言葉は他の病棟の師長に配慮したうえでのことでしょう。看護部長としては、一病棟だけの言い分を鵜呑みにして希望をかなえるわけにもいかない立場にあります。

　では、師長自らICUや呼吸器科病棟にかけ合ってみてはどうでしょうか。ひょっとしたら、人繰りに余裕のある病棟があるかもしれません。また、人を提供してくれることは無理だとしても、それぞれの師長としての経験から有効なアドバイスや解決策となる情報が得られるかもしれません。

　考え方を変えれば、人工呼吸器に詳しいスタッフを確保することが唯一の対策というわけでもないでしょう。緊急措置として、病床数を減らすよう何らかの理由をつくってもよいのではないでしょうか。そのうえで、スタッフに集中して人工呼吸器装着患者をみてもらったり、休暇を取って学習する機会を設けるようにしてもよいでしょう。

そもそも、看護部長への談判も一刀両断にされたと1回で引き下がってしまってよいのでしょうか。

　井部[2]は自身の看護部長としての経験を踏まえて、何度も足を運ぶ師長には、宝がもたらされることがあると述べています。看護部長は多くの業務を抱えています。一度窮状を訴えたところで、それはあくまで多くの問題の一つに過ぎません。何度も足を運ぶことで、窮状にあることが伝わり、真剣に問題に取り組んでくれるようになることも期待できます。

> ### リーダーシップ実践のポイント
>
> ● フォロワーの求めるものを提供し、後押しするサーバントリーダーの視点をもつ。
> ● フォロワーの求めるものが、早急に必要か否かを判断する。
> ● 組織が窮状にあるときは、解決に向けて積極的かつ粘り強く働きかけることがリーダーの責任である。
> ● 組織の公式な援助を求めるだけでなく、時には横のつながりや個人的な人脈も窮状を乗り越える手立てとして活用する。

引用・参考文献
1) 池田守男, 金井壽宏：サーバント・リーダーシップ入門—引っ張るリーダーから支えるリーダーへ, かんき出版, 2007.
2) 井部俊子：マネジメントの探究, ライフサポート社, 2007.

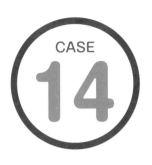

CASE 14
有望なスタッフに
昇格を打診することで
意識の変革を促したリーダー

リーダーは一定の期間でその任を離れますが、組織は連綿と続いていくもの。組織の継続性を担保するリーダーの特性に照らせば、個々のメンバーがいきいきと働ける場を提供し、そのなかで次世代、次々世代のリーダーを育てることこそ最大の役目かもしれません。

● 退任する師長の言葉

3カ月ほど前の年度末のことでした。その年度末で退任することになっていた師長から「病棟の副師長になる気はないか」と言われたんです。やめる師長に代わって副師長が師長に昇格し、その副師長の後任を私に打診してきたのです。まったくの晴天の霹靂でした。

私はまだナース歴4年で、病棟には私より経験を積んだ人がいます。そういう人たちをさしおいて自分が副師長になっていいだろうかと思いましたし、何より副師長として負う責任や、管理者として時にはみんなに嫌われるようなことも言わなければならないかと思うと気が重く、数日考えたものの、自信がないからと言ってお断りしました。結局、新しい副師長には病棟で一番経験の長い人が就任し、私は今までどおり、スタッフナースの一人として勤務しています。

● 思わぬ意識の変化

でも最近、不思議なことに何だか自分が変わった感じがするんです。たとえば、スタッフどうしでしゃべっていると、ついつい仕事の不満の言い合いになってしまいますよね。そんなとき、これまでの私だったら一緒に不満をあげ、ぼやいて終わりだったのが、「どうにかならないかな」「どうし

たらいいだろうか」と解決策を考えるようになってきたのです。それを師長や副師長に相談したりもして。

　そうすると、今まで言っても無駄だと思っていたことが、意外とそうでもないことに気づきました。私もスタッフナースとしてはけっこう先輩格にあたります。ぼやいているスタッフの気持ちもわかれば、師長たちの考えも何となくわかります。そんな立場の者として、病棟を改善する方法を考えたり、スタッフと管理者の間を調整する役割を担えるかもしれないと自然に思うようになってきたんです。

　たぶん、きっかけは「自分が副看護師長になるかもしれない」と思ったあの時だと思います。あの時、自分と師長との距離がそんなに遠いものではないと実感し、一人のスタッフではあるけれど、自分が勤務する病棟のこと、病棟内での自分の立場を考えて行動することにつながっているのだろうと思います。

解説

次世代リーダーの育成

　リーダーシップはフォロワーとの相互関係で成り立っていることから、よいリーダーシップが生まれる背景には、よいフォロワーシップがあるといわれています。看護の現場のように、それぞれのスタッフが場に応じた的確な判断を行うことが求められている職場においては、特にこの相互関係性は重要です。

　本事例では、退任する師長が4年目のスタッフに対し、副師長にならないかと勧めました。師長は4年目のスタッフに、組織のあり方や管理的な視点を意識させようと、意図的にこのような機会をつくったのでしょう。もしかしたら、断られることは承知のうえでの働きかけだったのかもしれませんが、師長の働きかけはこのスタッフに、病棟全体を見るという新たな意識を目覚めさせることとなりました。

組織を継続的に発展させるうえでは、このように将来のリーダー育成に向けた布石を打っておくことも現リーダーの重要な役割です。

∷ サポートに厚いリーダーシップ

　本事例の師長は、スタッフに考える機会を与えることで、仕事に対する意識を変化させることに成功しています。いわば、先に立って導くよりもサポートすることでスタッフの成長を促しているといえます。

　最近では、リーダーがフォロワーに積極的に権限を委譲し、指示に従うだけではなく、自らの判断で行動するように促すことがフォロワーの資質を高め、ひいては組織を成長させることにつながると考えられています。

　このようなリーダーの姿勢は、これまでの引っ張っていくリーダー像とは異なり、フォロワーへの奉仕、あるいは支え手としての要素が強いことから、サーバントリーダーシップなどといわれます。権限を委譲され、タスクを与えられたスタッフは、決められたことに従って行動するよりもはるかに多くの困難に対峙し、それを乗り越える経験をします。それがスタッフの成長の機会となると考えられることから、支援をしながら前進する組織は生産性が高く、成功しやすいともいわれます。

　では、権限をフォロワーに委譲するリーダーは、リーダーとしてどのような役割を担うのかを考えてみましょう。まずは権限を委譲した相手が、自らの判断で行動する結果を信じることが大切です。また、一人ひとりの行動の方向がばらばらにならないように、わかりやすく明確な目標を提示したり、自ら判断できない未熟なスタッフや判断迷っているスタッフに対しては、彼らを理解し彼らなりの能力を発揮することができるように支援することも必要です。

　さらに最近では、あえて固定されたリーダーを設けず、組織のメンバー全員がリーダーとしての役割をもち合わせるというリーダーシップのありかたも注目されています。これは、現場の意見、スタッフの創造性や判断力が活かされる方法であると考えられており、指揮者をおかない交響楽団として知られるアメリカのオルフェウス室内管弦楽団にちなんで、オルフェウスプロセスといわれています。その主な要点は以下のようにまとめ

ることができます。

①現場で働く人に責任と権限を与える。
②互いにリーダーシップを共有し、それを循環させる。
③組織メンバー全員が同じ方向に進めるよう意見を一致させる。

リーダーシップ実践のポイント

● よいリーダーシップの背景には、よいフォロワーシップがある。
● 次代の後継者を育成するためにも、スタッフの準備状況を把握し、可能な場合は権限を委譲する。
● 権限を委譲する際には、スタッフを信頼し、支持する姿勢をもつ。

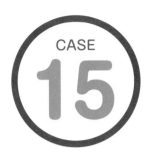

CASE 15 昇格を打診された機会に リーダーシップのあり方を 考えた次期リーダー

よきリーダーシップとは何か――リーダーシップ論の根本に迫る問いですが、十人十色というように人の個性がさまざまであることを踏まえれば、リーダーシップにもその個性が反映されるはずです。十人十色のリーダーシップがあるといえるのではないでしょうか。

主任への誘い

　私は看護師になって7年になります。昨日面接で師長から、「10月から主任になってリーダーシップを発揮してみない？」と言われました。自信があるわけではありませんが、私ももうナース歴からいえば中堅です。これからも看護師を続けていくことを考えると主任を引き受けてみたいとも思いました。

　でも、「リーダーシップを発揮してみない？」という師長の一言が引っかかっています。リーダーシップって発揮しようと思って発揮できるものなのか、それに私にリーダーシップがあるのか、そもそもリーダーシップってどういうことなのかと……。

3人の師長

　実は「リーダーシップって何だろう」と思って、私が今までお世話になった3人の師長さんのことを思い出してみました。

　最初の師長さんは、ぐいぐい引っ張っていく人でした。病棟の運営方針から飲み会まで師長さんがてきぱき決めて、「みんなついて来て！」って感じです。時には「ワンマンだなあ」と思うこともありましたが、その勢いが気持ちよかったですし、何だか「ついていきます！」と言わせてしまう魅力

があったように思います。

　1人目の師長さんが定年退職した後、それまでの主任さんが師長に昇格しました。2番目の師長さんはまったく逆のタイプで、師長になる前から穏やかで物静かで落ち着いた雰囲気の人でした。

　かといって、みんなを引っ張る能力にかけていたかというと、そういうわけでもありません。けっこう若くして師長になったのですが、実直な仕事ぶりに私たちは安心して働けた気がしますし、病棟もよくまとまっていたと思います。夜勤で一緒になるときなど、師長さんと一緒なら安心だとほっとしたのを覚えています。

　その後、異動して現在の部署に来て出会った今の師長さんは、また2人とは違ったタイプです。臨床ナース歴30年の大ベテランで処置の腕はピカイチ。点滴の針が入らず難儀しているときなど、どこからともなく現れ、さっと入れてしまうのです。「あなたのキャリアについて考えましょう」なんて話はしてくれませんが、卓越した技術は「背中で語る」って感じで、看護師としての経験の差を思い知らされました。

　思い返してみると三者三様ですが、それぞれよい上司の方ばかりです。だからこそ、一番よいリーダーシップって何だろうかとわからなくなるのです。

解　説

⠿ カリスマ的リーダーの魅力

　リーダーシップに関して、たとえば「よいリーダーシップを発揮するリーダーは、みんな勇敢だ」「こんな行動をとれば、すばらしいリーダーシップが発揮できる」といったことがわかっているのでしょうか。残念ながら、これまでの研究においてわかっているのは、リーダーシップとは、いくつかの性格特性や行動だけで説明できる単純なものではないということです。それは本事例に登場した3人の師長の例からでもわかるのではな

いでしょうか。

　3人の師長のリーダーシップについて、それぞれ確認していきましょう。1人目の師長のように、ぐいぐい引っ張っていくタイプのリーダーは、いってみればカリスマ的リーダーです。カリスマ的リーダーはフォロワーを啓発し、根深く絶大な影響を与え得るようなタイプのリーダーといわれています[1]。このようなリーダーの下で働く者は、とてもよく働き、業績も高いともいわれます。

　ただし、組織が危機的な状況で効果的な影響を及ぼしやすい反面、組織が落ち着いた状況においては、高い業績を上げる部下が去りやすくなるともいわれます。その絶大なエネルギーが、不安要素のない環境ではフォロワーの反感を買い、時に空回りしてしまうというわけです。

⠿ 信頼をもとに発揮するリーダーシップ

　2人目の師長は、リーダーシップにおける信頼の重要性を述べたホランダーの信頼蓄積理論で説明できそうです。ホランダー[2]は、集団内でリーダーシップを発揮するには、まず、その集団の構成員から信頼を得ることが必要であることを明らかにしています。2番目の師長は、師長に就任する前から同僚や後輩スタッフの信頼を集めていました。ですから、いざ師長になったときに積み重ねてきた信頼のおかげでリーダーシップを発揮できたといえます。

　ちなみに、この信頼蓄積理論においては、信頼を蓄積するだけではなく、信頼の蓄積とともにできたフォロワーからの期待に答えることが求められます。信頼は得たものの漫然と過ごすばかりで、業務改善を図るなどリーダーシップを発揮せずにいたのでは、フォロワーの信頼は揺らぎかねません。

⠿ リーダーがもつ6つの特性

　卓越した看護技術をもつ職人の親方のような3人目の師長のリーダー

シップについては、リーダーシップに関連づけられる特性に関する研究から考えてみたいと思います。この研究においては、リーダーが非リーダーと異なる特性として、以下の6つの特性をあげています[3]。

　①動機と意欲
　②他者を導き影響を与えようとする欲求
　③正直さと誠実さ
　④自信
　⑤知性
　⑥責任分野に関する深い知識

　上の6つの特性のうち、3人目の師長の特性と合致するのは、「責任分野に関する深い知識」「自信」「動機や意欲」といったものでしょう。ですから、面と向かってキャリア開発の相談に乗るような人ではなかったようですが、この職人の親方のような看護管理者にもリーダーシップが備わっていたといえます。

　このように、リーダーシップに関する研究において明らかにされているリーダーシップには、熱いビジョンをもってフォロワーを率いるリーダーシップから、その対極に位置するかのようなフォロワーの意思に任せ見守るようなリーダーシップまでさまざまなものがあるのです。
　一口にリーダーシップといっても、さまざまなリーダーシップがあるとなるとリーダーシップに対する難しさも感じますが、一方で、選択肢の多さを幸いに、今の自分に合ったリーダーシップが見つけられるのではないか、自分なりのリーダーシップを発揮すればいいのだと心も軽くなるのではないでしょうか。

リーダーシップ実践のポイント

● リーダーシップは多様であり、いくつかの性格特性や行動だけで説明がつくものではない。

● リーダーは非リーダーと異なる特性をもつが、その特性の表れ方は個々で異なる。

● 自分がどのようなリーダーシップスタイルを発揮すべきかという問いには、過去に出会った先達の実践が答えてくれる。

引用・参考文献
1) ステファン・P・ロビンス：組織行動のマネジメント─入門から実践へ，永井裕久，他訳，ダイヤモンド社，1997.
2) 金井壽宏：リーダーシップ入門，日本経済新聞出版社，2005.
3) 前掲書1).

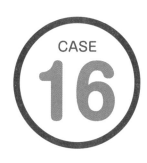

CASE 16 リーダーを任されたものの自分にはその素質がないと嘆いているスタッフ

周りに生まれながらにしてリーダーのような人がいると、「それに引き換え自分は……」とリーダーシップにも向き・不向きがあるように考えてしまいます。しかし、リーダーシップは生まれつきのものなのでしょうか。その先天性と後天性について考えます。

● 慣れないリーダー役

　私は長期療養型病院に勤めて4年になるナースです。私の働く病棟では、スタッフはみんな何らかの院内委員会の委員を受け持つことになっています。私は新人の時からインシデント委員として活動してきました。これまではインシデント委員の先輩に従い、インシデントレポートをまとめたり、ミーティングの時間調整をしたりするのが中心でした。ところが今年度から、病棟内では私が一番上のインシデント委員になってしまい、自動的にインシデント委員会の病棟リーダーになってしまったのです。

　名目上はリーダーになりましたが、私はもともと人に指示したり頼んだりするのは苦手なので、つい事務作業なども今までのように自分でやってしまいます。今までのリーダーたちのように、後輩をリードできているとは思えません。

● 磨きようがない

　そんな折、師長との面談があったので、私は委員のリーダーとしてどう動いたらいいのかわからないと相談しました。ところが、今までは何かと具体的にアドバイスをくれていた師長が、今回は「自分で考えて乗り越えなさい」と言って相手にしてくれないのです。それどころか、来年は

私を主任として推薦する予定だから、委員会活動がリーダーシップを磨くいい機会になると、私の悩みなど意に介さないどころか、ますます気が重くなるようなことを言われてしまいました。

　委員会の病棟リーダーすらろくにできない私に、主任になって病棟でリーダーシップを発揮しろだなんて絶対に無理です。今まで学校の行事や部活動でもリーダーなんてやったことがないし、性格的にもサポート役が向いているのです。リーダーの資質なんてないのですから磨きようもないのに……。

解説

リーダーへの道の障害

　南カルフォルニア大学リーダーシップ研究所の初代所長ベニスは、「リーダーになる人というのは、他者を率いるための特別な資質を生まれながらにして神から授かっているという今でも一般的な考え方は的外れである。リーダーシップとは、学習によって身につけられる、あるいは身につけるべきものだ」と述べています[1]。

　本事例のナースは、リーダーは先天的にその資質をもつと考えているようです。これに対して、ハーバードビジネススクールでリーダーシップや経営戦略などを教えるミルズ[2]は自著で、「リーダーへの道の障害は、自分が原因のものがほとんどである」と指摘し、障害となる具体的な行動として以下のようなものをあげています。

　①あらゆるリーダーは、生まれついてのものだと思い込む。
　②リーダーシップは学べるものではないと思う。
　③リーダーシップに伴うリスクや責任を恐れる。

つまり、リーダーの資質がないと嘆く本事例のナースがリーダーシップ

を磨く第一歩は、自分にはリーダーの資質がないという思い込みから開放されることだといえるでしょう。自分はリーダーとして振る舞ってよいのだと自覚すれば、恐れずに後輩に指示したり指導したりすることができるようになると思われます。

正解のないリーダーシップ

リーダーシップ研究は、1900年から第二次世界大戦に至るまで資質アプローチとして心理学者を中心に行われていました。この時点では先天的資質に注目する研究だったといえます。それが1940年代にストッジルの論文が発表されると、一転して行動アプローチがリーダーシップ研究の焦点となりました。

行動アプローチが説くリーダーシップとは、経験から学び、時を経てリーダーとなり、行動によって示されるというものです。行動であれば、資質と違って学習することも可能です。代表的な研究に、ミシガン研究、オハイオ州立研究などがあります。前者はリーダーの行動パターンを「従業員重視」と「生産重視」という2軸に基づいてとらえるもの、後者は、「構造づくり」と「配慮」という2軸からとらえるものです。

1960年代になるとフィードラーらによってコンティンジェンシーモデルが提唱され、以後状況アプローチが主流となりました。これは、おかれた状況によって求められるリーダーシップが異なると考えるものです。

このように、リーダーシップ論は時代によって視点を変えながら今日も研究が進められています。リーダーシップとは目に見えないものですし、リーダーシップを発揮する場も一つひとつ異なるために、どれが正解とは言い難いものです。

今日では状況アプローチが主流ではありますが、資質アプローチや行動アプローチがまったくの的外れとも言い切れません。ただ一つ、やはりリーダーへの道を自ら閉ざしてしまっていてはリーダーになれないというのは真実ではないでしょうか。本事例のナースも、自分のできる範囲でリーダーシップを磨く努力をするうちに、少しずつ経験として蓄積され、いずれ病棟で自信をもってリーダーとして活躍することができることで

しょう。

リーダーシップ実践のポイント

- ●リーダーは生まれついてのものだという先入観を捨て、学んで身につけることができるものとしてとらえる。
- ●リーダーシップに伴うリスクや責任を恐れない。
- ●自分はリーダーとして振る舞ってよいのだと自覚し、そのように振る舞うことでリーダーとしての経験を積む。

引用・参考文献

1) シャロン・ダロッツ・パークス：リーダーシップは教えられる，中瀬英樹訳，ランダムハウス講談社，2007.
2) D・クイン・ミルズ：ハーバード流リーダーシップ「入門」，スコフィールド素子訳，ファーストプレス，2006.
3) Ralph M.Stogdill, Individual Behavior and Group Acheivement a Theory the Experimental Evidence, Oxford University Press, 1959.
4) 金井壽宏：リーダーシップ論七つの扉，ダイヤモンド・ハーバード・ビジネス・レビュー，2008年2月号，p.38-52.
5) 小野善生：リーダーシップ，ファーストプレス，2007.

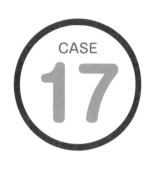

仕事をなかなか覚えない プリセプティーに対して 不満を抱いているプリセプター

覚えが悪い、作業が遅い……フォロワーに対してついつい不満が募ってくることがあります。しかし、その状況への上手な対処もリーダーの能力しだい。リードするばかりでなく、フォロワーの主体性を信じて、サポート役になりきるというリーダーシップもあるのです。

● 困ったプリセプティー

　内科病棟に配属され3年目となり、今年は私もプリセプターを務めることになりました。プリセプターはいろいろ大変そうだけど、自分もそうやって先輩に教えてもらったのですから、その恩返しとして後輩を育てたいと思っていました。

　そうして迎えた4月。私はAさんのプリセプターになりました。集合研修を終え、病棟業務に加わるようになってからというもの、私は勤務の日はほぼ毎日、自分の仕事を後回しにしてAさんを指導してきました。

　ところが、Aさんはなかなか仕事を覚えてくれないのです。この前も、「明日はCVカテーテルの挿入介助に一緒に入ってもらうから、看護手順を読んでおいてね」と言っておいたのに、その場ではもたもたするばかりで、結局、私が全部手を出して終わらせました。Aさん一人に任せようとしても手順が違ったり、飛ばしそうになるので、そのたびに中断させては間違いを指摘することになってしまいます。

● 私に聞かないAさん

　私が新人の時のプリセプターは細かく教えてくれる人ではなかったので、私は翌日の受け持ち患者のカルテに目を通して、しなければならない処置

を書き出し、処置のしかたを調べるといった具合に全部自分でやっていました。それに比べたら私が教えているぶんＡさんはずいぶん楽だと思うのに……。教えてあげている人の親切を何だと思っているのでしょうか。

　今年、私と同期のスタッフはみんなプリセプターをしていますが、ほかの人たちはこんなことに悩んでいる様子もなく、プリセプティたちも一生懸命仕事を覚えようとしている様子が感じられます。それに比べて、Ａさんの態度はどうもやる気が欠けているように見えてしょうがありません。

　そんな私の思いが伝わってしまったのかもしれませんが、このところＡさんはわからないことがあっても私に聞いてきません。同期に相談したり、いきなりリーダーに聞いたりしているようです。Ａさんがリーダーに注意されているのを見たりすると、私が教えていないのを責められているような気になります。まったく、困ったプリセプティの担当になってしまいました。

解説

∷ サーバントリーダーの属性

　本事例でのプリセプターは、十分な指導をしているのにプリセプティがやる気に欠けると嘆いています。しかし、プリセプティのＡさんは本当にやる気のないナースなのでしょうか。

　近年、リーダーシップに関する研究では、リーダーそのものだけでなく、フォロワーとの関係性に焦点を当てた研究もなされるようになってきています。このような流れから提唱されるようになったリーダーシップスタイルとして、サーバントリーダーシップがあります。

　グリーンリーフの提唱によるサーバントリーダーシップとは、リーダーが自分たちに尽くしてくれているとフォロワーが思ったときに、自然にフォロワーはリーダーについていくようになるという考え方です[1]。スピアーズはサーバントリーダーの属性として以下の10項目をあげています[2]。

①傾聴　　　　　⑥概念化

②共感　　　　　⑦先見力・予見力

③癒し　　　　　⑧執事役

④気づき　　　　⑨人々の成長にかかわる

⑤説得　　　　　⑩コミュニティづくり

⠿ サーバント的指導術

　本事例のプリセプターの言い分をサーバントリーダーシップの観点から見てみましょう。プリセプターの言い分からはプリセプティであるＡさんの思いがわかりません。プリセプターもいろいろ教えてはいるものの、Ａさんの声には耳を傾けていないようです。

　リーダーシップを発揮するならば、「教えてあげている」という思いを捨て、まずは傾聴してみてはどうでしょうか。わからないときに、なぜプリセプターでなく同期のナースやリーダーに相談してしまうのかと率直に聞いてみるのも一つです。Ａさんはやみくもに相談しているのではなく、ずっとプリセプターに聞いてばかりいては迷惑がられてしまうだろうから、自分のわからないことがどれくらい重要なのか考えたうえ、確認程度の内容なら同期に、まったく初めてのことならリーダーにというように、問題のレベルを判断してから聞いている可能性もあるでしょう。Ａさんと物事を一緒に考えるなど、共感の姿勢を示すのもよいかもしれません。

　さらには、Ａさんにとって癒しの存在になっているかも考えてみましょう。「このところＡさんはわからないことがあっても私に聞いてきません」とありますが、Ａさんが尋ねやすい雰囲気をつくることも必要です。覚え方や覚える速さはその人しだいです。覚えの悪いプリセプティーだと感じていることがＡさんに伝わっていれば、Ａさんにしてみれば尋ねるのも躊躇してしまうでしょう。

　また、プリセプターは「私が教えていないのを責められているような気になります」と言っていますが、自分は自分であり、ＡさんはＡさんであるという当たり前のことを思い直すと楽になるかもしれません。もちろん、プリセプティが注意される姿を見て、自分が責められているように感じる

のは一生懸命に指導していればごく普通に感じることでしょうが、そういった思いについては、先輩ナースに相談してみてはどうでしょうか。同じようにプリセプター経験のある先輩なら、こうした思いを解消する有効な手立てやプリセプティーのAさんとの関係についてアドバイスしてくれるかもしれません。

　加えて、患者に処置を行うときにAさんがどのポイントで間違えやすいのかを考え、サポートの準備をしておいてはどうでしょうか。ナースとして3年働いていれば、難点や苦手にしそうな手順はいくつか予見できるのではないでしょうか。間違ったことを指摘するよりも、間違えそうなポイントを見極めておいて先導的に指示を出せば、処置はスムーズに進行し、ケアの受け手である患者にとっても安心・安全です。何よりAさんからの信頼感も増すのではないでしょうか。

　サーバントリーダーの属性はさまざまありますが、いくつかの要素を意識的に取り入れていくことにより、プリセプティとプリセプターという公式の関係がなくなってからも、信頼できる同僚としての関係性が築けるのではないでしょうか。

リーダーシップ実践のポイント

● プリセプティーとの良好な関係を築くためには、教育するという考えから、プリセプターに尽くすという考えへの転換を図る。
● 「傾聴」や「共感」の姿勢が、プリセプターにリーダーシップを発揮するうえで基本となる。
● プリセプターとプリセプティーという関係に縛られないことで、その後も持続する良好な関係が築かれる。

引用・参考文献
1）金井壽宏：リーダーシップ入門，日本経済新聞出版社，2005.
2）ロバート・K・グリーンリーフ：サーバントリーダーシップ，金井壽宏監訳，英治出版，2008.

CASE 18 他院での勤務経験のある年上の新人との関係づくりに悩んでいるプリセプター

自分よりも経験があり、年上の新参者には特別なアプローチが必要です。ナースとしての経験や人生経験が豊富な人は、時にその経験がもとで新しい環境を批判することがあります。このような状況に直面したプリセプターの対処方法を成人学習理論の適用から考えてみましょう。

● ナース歴3年の新人

　私は東海地方のある総合病院の内科病棟に勤める5年目ナースです。新年度からプリセプターとして新人ナースの教育にあたっています。プリセプターはもう何度も経験していますが、われながら教えるのが上手だと思っています。また、今までに新人のリアリティショックを受け止めるなど精神面も支えてきたと自負しています。

　今の私のプリセプティーであるAさんは、東京の大学病院の外科病棟で3年の勤務経験がある方です。結婚し、ご主人の転勤でこちらに住むようになり、子育てが落ち着いたところで6年ぶりにナースとして復帰したという方で、年齢は私より4つほど上です。

　Aさんは、ナース歴はあるものの6年ぶりの復職ですし、当院なりのやり方、病棟のやり方というのもあるので、新人と同じようにプリセプターがつくことになり、私が任されました。ブランクがあっても、その間に結婚、出産、育児を経験されてきたからでしょうか。Aさんは見た目も落ち着いていますし、患者さんへの対応も万全で、順調な滑り出しにプリセプターとしても安心していました。ところが最近、ちょっと気になることが出てきたのです。

● Aさんの発言

　Aさんの入職から1カ月くらいたった頃からでしょうか。Aさんの発言のなかに、「前の病院では……」とか「もっとこうしたほうがいいのでは……」という言葉が目立つようになってきたのです。ほかの病院を経験しているのだから、いろいろと気づく点も多いのだろうなと私自身は特に気に留めずにいました。

　ところが、私が休みのときなどにAさんのオリエンテーションについてくれたスタッフ数人から、Aさんの批判的な言動を何とかしてほしいと言われたのです。それだけでなく、Aさんに冷たくあたるスタッフも出てきました。Aさんもそれを感じているのか、当初の勢いは失せ、悩み、戸惑っている様子です。

　Aさんは人生経験も豊富ですし、東京の病院で先端の医療を経験しています。うまく意見を取り入れれば、病棟にとってもいい刺激になると思うのです。だから、Aさんの疑問や指摘は大切にしたいと思います。でも一方で、そのような発言は、ここのやり方に慣れ、十分にシフトをこなすようになってからにしてもらいたいのも本音です。

　新卒のスタッフなら、姉のような存在になり、公私にわたってフォローすることも可能ですが、社会的にも精神的にも自立した大人で、経験もあり、しかも年上のAさんに同じように接することもできないし……。プリセプターとしてこの問題をどう解決すべきか、悩みどころです。

解説

❖ アンドラゴジーによる学習効果

　子どもを教育する技術と科学の「ペダゴジー（pedagogy）」と対比させて、新しい理論モデルとして成人の学習を援助する技術と科学をアンドラゴジー（andragogy）といいます。これは、「成人（man、adult）」を意味するギリシャ語のanér（andr-の原義）に基づいています[1]。

アンドラゴジーは、学習者が成熟するにつれ、次のようになるという考え方から成り立っています[2]。

①自己概念は、依存的なパーソナリティのものから、自己決定的な人間のものになっていく。
②人は経験を蓄積するようになるが、これが学習へのきわめて豊かな資源になっていく。
③学習へのレディネスは、社会的役割の発達課題に向けられていく。
④時間的見通しは、知識の後になってからの応用というものから、応用の即時性へと変化していく。それゆえ、学習への方向づけは、教科中心的なものから課題達成（performance）中心的なものへと変化していく。

では、アンドラゴジーの理論に基づいて、他院での勤務経験のある年上の新人であるAさんに、プリセプターはどのように援助していったらよいのかを考えてみましょう。すでにお気づきのことと思いますが、ペダゴジーでは「教育する」という言葉を用いていますが、アンドラゴジーでは、「援助する」という言葉を用いています。

ノールズは優れた学習の条件と16の教授原理を提示しています[3]。学習者をプリセプティとして、教師をプリセプターとして置き換えてみるとよいでしょう。

●学習者は学習の必要性を感じている
①教師は、自己実現のための新しい可能性を学習者の前に示す。
②教師は、学習者が改善された行動に向かおうとする自分の気持ちを明確にできるように援助していく。
③教師は、学習者が希望する課題達成のレベルと現在のレベルとの差を診断することを援助する。
④教師は、学習者の個人的条件の差から生じる生活上の課題を明らかにすることを援助する。

つまりプリセプターは、Aさんにプリセプターシッププログラムの目的を提示し、Aさんのこれまでの勤務経験、生活環境の変化や気持ちを話し合い、何を援助するのかを明確にします。

●学習環境は、身体的なやすらぎ、相互信頼・尊重、相互扶助、表現の自由、差異の受容によって特徴づけられる

⑤教師は、くつろげる物的環境と相互交流ができるような条件を整備する。

⑥教師は、学習者の人間的価値を受容し、感情と意見を尊重する。

⑦教師は、共同的な活動を推進し、競争や評価を生むことを抑制し、学習者間の相互信頼と助け合いの関係をつくり上げる。

⑧教師は、自分自身の感情を表現し、相互探究の精神をもとに共同学習者として学習資源提供に貢献する。

つまりプリセプターは、Aさんの発言を「特に気に留めずにいる」のではなく、Aさんの批判的な発言に戸惑っていることや、Aさんの「もっとこうしたほうがいいのでは……」といった言葉を取り上げ、「共同」で考えていく姿勢が必要です。

●学習者は、学習経験の目標を自分自身の目標であると感じる

⑨教師は、共同で学習目標づくりをしていくプロセスに学習者を参加させる。そこでは、学習者、組織、教師、教科そして社会のニーズが考慮される。

●学習者は、学習経験の計画と実践における責任を共有する。そして、それに向けての参加意識をもつ

⑩教師は、学習経験の計画、教材と方法の選択をともに考え、学習者はこれらの選択の共同決定に参加してもらう。

つまりプリセプターは、Aさんの東京の大学病院の外科病棟での3年間の経験をしっかりと聴いて、Aさんに学習ニーズを自己診断してもらい、プリセプターとして何をどのように「援助」したらよいかを共同で決めるとよいということです。

●学習者は学習プロセスに積極的に参加する

⑪教師は、学習者が相互探究のプロセスにおいて、自分たちで責任を共有できるような学習の組織化を援助する。

●学習プロセスは学習者の経験と関連があり、またこれを活用する

⑫教師は、学習者が自分自身の経験を学習資源として活用することを支援する。

⑬教師は、自分自身の学習資源の提示を、対象となる学習者の経験レベ

ルに合わせて行う。

⑭教師は、学習者が新しい学習を彼らの経験と結びつけ、学習がより意味深く統合されたものになるように援助していく。

Ａさんがこれまでの経験を活用して新たな組織でやっていくことができるように、プリセプターが職場での工夫を伝えるとともに、Ａさんの提案を病棟の変革につなげることができると、Ａさんの学習は意味深く統合されたものになるでしょう。

●学習者は、自分の目標に向かって進歩しているという実感をもつ

⑮教師は、学習者とともに、学習の目標への進歩の程度を測定するために、お互いが了解できるような規準と方法を開発する。

⑯教師は、学習者がこうした規準に基づく自己評価の方法を開発し、応用していくことを援助する。

Ａさんが、プリセプターと共同で作成した学習目標に基づいて学習ニーズの再診断をするために、プリセプターはよき話し相手になることができます。

リーダーシップ実践のポイント

●すでにナースとしての経験や人生経験をもつ新人のプリセプターは、成人学習理論（アンドラゴジー）を適用することで学習効果を上げる。
●プリセプターは、プリセプターシッププログラムの目標を提示し、新人の経験を十分に反映させた具体的な計画を共同で立てる。
●プリセプターは、新人の課題が達成できるように援助する。
●プリセプターは、新人の経験に基づく提案を尊重するとともに、そこから学習することができる。

引用・参考文献
1) M.S.ノールズ：成人教育の現代的実践―ペダゴジーからアンドロゴジーへ，堀薫夫，三輪達二監訳，鳳書房，p.38，2002.
2) 前掲書1)，p.40.
3) 前掲書1)，p.63.

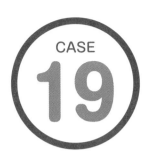

転職先でリーダーシップを発揮するよう求められて戸惑うスタッフ

CASE 19

組織は人間関係が絡み合う場ですから、そこに新参者として一人乗り込んでいくのはなかなか気の重いことです。しかし、新参者を迎えることは、組織の硬直化を防ぐうえでよい効果を及ぼすといわれます。具体的に新参者に期待されている役割を確かめてみましょう。

Uターン就職で地元へ

　私は今年でナース歴6年目を迎えました。大学入学を機に離れた地元に帰り、4月から市内の病院の呼吸器内科に勤務するようになり1カ月ほどになります。5年勤めた前の病院に不満があったわけではありませんが、もともと地元に戻るつもりだったので、5年はちょうどいい区切りかもしれないと思い、思い切ってUターン就職を決めました。

　現在勤めている病院はこれまで勤務していた東京の大学病院より規模は小さいのですが、この地域最大の病院です。就職先を探していた時にこの病院が目に留まったのは、このあたりで唯一の大学病院であること、また、働いている看護師の年齢層が幅広く、これなら落ち着いて長く勤められそうだなと思えたからです。

　新しい職場で過ごして1カ月。実はどうしようか悩んでいることがあります。

看護部長の期待

　悩みのきっかけは、就職を前に配属について看護部で説明を受けた時のことでした。その時、看護部長さんが「あなたには呼吸器内科病棟に行ってもらいたいの。この病棟は昨年、新しく入った人がみんなやめちゃった

のよ。あなたは大卒で5年もキャリアがあるから、リーダーシップを発揮してあの病棟を変えてほしいの。あなたならできると思うのよ」とおっしゃったのです。

　確かに履歴書にも前の病院で5年間、呼吸器系の病棟にいたと書きました。でも、呼吸器科病棟が2病棟あるうち、私が所属していた病棟では主に呼吸器外科の患者さんをみていたので、内科系の患者さんについては経験がありません。それに、ただのスタッフだったので、病棟全体を見渡して考えるという経験も欠けているのです。おまけに、何か肩書きがあるわけでなく、師長や主任でもないのにリーダーシップを発揮してくれと言われても……。新入りの私がああだのこうだの言い出したら、煙たがられること間違いなしだとも思います。それでも、看護部長さんがおっしゃるように、いろいろ改善点を見つけ、病棟を変える提案をしていけというのでしょうか。

　確かに、以前勤めていた病院と比較すれば、今の職場はいろいろ気になる点があります。記録方法、物品管理の方法、患者への説明文書の様式などなど。前の病院のことを思い出せば、具体的な改善の提案もできるだろうとは思います。

　今のところ、私はまだ何も提案していません。こうしたらいいのにと提案したい気持ちもあり、波風立てないためにも提案しないほうがいいとの気持ちもあり……、判断がつかずにいます。私はどう振る舞ったらいいのでしょうか。

解　説

⦂⦂ 信頼の積み立て

　本事例のナースは、就職したてで一スタッフの立場の自分がリーダーシップを発揮しては、煙たがられると思っていますが、これは現実に起こり得ることでしょうか。それとも、思い込みに過ぎないのでしょうか。そ

の答えは、ホランダーの提唱した信頼蓄積理論から見出すことができそうです。

　信頼蓄積理論によれば、リーダーシップが生じるには、「信頼の積み立て」が必要だとされています[1]。つまり、組織でリーダーシップを発揮するには、その組織に加わり、ある程度の期間をかけて仲間から信頼を集めることによって、初めてリーダーシップが発揮できるようになるということなのです。この考え方は、「石の上にも三年」、あるいは「郷に入っては郷に従え」といった日本人がもともともっている考え方に近いようでもあるので、比較的納得のいく考え方ではないでしょうか。

　事例のナースは転職して1カ月ですから、やはり今の時期は仲間から信頼を集められるように振る舞う必要があるといえます。新しい職場では、無意識のうちに以前の職場と比べてしまうことで、いろいろ気になるところが出てくるかもしれません。しかし、そこでいきなり改善点を指摘するよりも、まずはその職場なりの仕事の進め方を覚え、確実な仕事ぶりを上司や同僚にわかってもらい、そのうえで徐々に改善を働きかけていったほうがよいでしょう。

　人間はたいてい外部の者に指摘されるのは面白くないものです。内部からの提案ならば抵抗感はだいぶ和らぐでしょうから、内部の人間だと認めてもらえるまでは、急ぎ過ぎないほうがよいのです。

　ところで、この信頼蓄積理論には続きがあります。信頼を蓄積したら仲間から期待が集まるので、それに答える行動も必要だというのです。つまり、信頼をため込むだけではなく、時にメンバーに還元していくことも大切なのです。事例を引けば、東京の大学病院での勤務経験がある人材として、その経験を踏まえた働きが期待されてもいるのですから、いつまでも郷に従うばかりというのも避けるべきでしょう。

⠿ 新参者に期待される役割

　新しく組織に所属するようになって一定期間過ごすうちに、最初は意味がないとしか思えなかった行為にも意味が見出せるようになることがあります。組織内の慣習は、その組織の文化になじんでこそ本当の意味が見え

てくることがあるのです。

　ただし、長年行われるうちに本来の意義を失った慣習、物事をスムーズに遂行するうえで障害となっている慣習があることも少なくありません。そしてそのおかしさに気づくことができるのは、組織文化に染まっていない人です。つまり、新参者に組織改革のきっかけづくりが期待されることもあるのです。本事例でも、看護部長はスタッフがすぐやめてしまうことを問題としてとらえており、その改善を他院で経験を積んできたナースに期待しています。

　ですから、新たに組織に入った人は、信頼をため込むのと並行し、組織文化に染まっていないうちに、疑問に感じたことや改善すべきだと思ったことを覚えておくことが重要であるといえます。

　また、組織に新たな人員を迎える効用は、ただ単に不足した働き手を補うためだけではなく、いつの間にか均質化された組織のメンバーの考え方や価値観に多様性をもたらす点にもあります。組織が多様な個人を雇うのは、これらの人々が職場に、既存のものに代わる強さを提供するからであるといわれています[2]。こうした新参者ならではの役割を自負することで、新しい組織に対するちょっとした居心地の悪さや不全感も和らぐのではないでしょうか。

　本事例においては、まず新しい職場でのやり方を受け入れつつ、改善したほうがよいと思われる点などに気づいたら、メモなどに記録しておくとよいでしょう。そして、確実に仕事をこなすことで信頼を蓄積するとともに、組織の一員として改善策を練っておくことも必要です。やがて信頼が蓄積されたところで、温めておいた改善策を提示し、リーダーシップを発揮して、組織の期待にこたえていきましょう。

> **リーダーシップ実践のポイント**
>
> ●新たな部署では、まずその部署のやり方を受け入れ、確実に仕事をすることが何よりも重要である。
>
> ●新任者は、新参者ならではの外部者の視点をもち、いずれ改善していくべき点を確認しておく。
>
> ●新たな部署で信頼を十分に獲得できたときに、温めておいた改革案を示していくことで、信頼は揺るぎないものとなる。

引用・参考文献

1）金井壽宏：リーダーシップ入門，日本経済新聞出版社，2005.
2）ステファン・P・ロビンス：組織行動のマネジメント―入門から実践へ，永井裕久，他訳，ダイヤモンド社，1997.

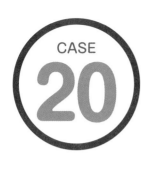

育児休暇からの復帰という
キャリアの転機にある
スタッフを支えるリーダー

CASE 20

欠勤、遅刻、早退、滞りがちな業務——決して望ましいことではありません。しかし、物事には理由があり、それは当事者だけでは解決のつかない場合もあります。いたずらに非難・叱責するだけでなく、フォロワーを信頼することも真のリーダーの資質の一つです。

● 子どもの発熱

　小児外科の師長を務めている私は現在、院内に子育て支援プロジェクト委員会を立ち上げ、その委員長も務めています。委員会立ち上げのきっかけには、一人の育休明けのスタッフとのやりとりがありました。

　そのスタッフは、第1子の出産後、1年の育児休暇期間を経て職場復帰してきました。もち前の一生懸命さで病棟にもすぐに溶け込み、問題なく復帰できたと私自身も一安心しかけたところの出来事でした。

　復帰後1カ月ほどたつ頃です。朝、彼女から子どもが熱を出したので休ませてほしいと連絡がありました。病棟は常にギリギリの人数ですから、突然休まれては困ります。とはいえ、子どもの病気とあれば無理を強いるわけにもいきません。急な欠員で、当然ながら病棟はてんてこ舞いの一日になりました。

　その翌日、まだ子どもの熱が引かないとのことで再び彼女から欠勤の連絡がありました。それは翌々日まで続き、結局彼女が出勤してきたのは3日後のことでした。私は自分でも厳しいなと思いながらも彼女を面談室に呼び、「子どもがよくなるまで休んでいたら病棟は回っていかないのよ。誰か面倒見てくれる人を見つけて、早く仕事に戻れるようにしなさい」と彼女を諭しました。

ところが、その後も彼女は、「熱を出した」「中耳炎になった」と子どもの体調不良を理由に1カ月に1〜2回休んだり、あるいは遅刻や早退をすることが続きました。勤務中は人一倍頑張ろうとする彼女の努力ぶりは病棟内のスタッフにも伝わっており、直接非難の声があがることはありませんでしたが、同じようなことがあるごとに、彼女はだんだんと元気がなくなっていくようでした。

● 退職の申し出

　ある日彼女から、話があるので時間をつくってほしいと申し出がありました。私も彼女の様子から面談の必要性を感じたので、早速面談の時間を設けました。

　彼女は「もう続けられないと思っているんです」と言い出しました。子どもが何かと病気がちで、休んでばかりで迷惑をかけるのがつらいこと、職場には申し訳ないが病気の子どものそばにいてやりたいことなどを訴える彼女を前に、私は自分の子育ての頃を思い出しました。

　私も同じように子育てをしながら仕事を続けてきました。あの頃は職場に迷惑をかけないようにと必死だったけれど、子どもにはずいぶん申し訳ないことをしたと思います。私は彼女にこのことを話し、「今は子どもにとってお母さんが必要な時期よ。職場に頭を下げて済むことなら、母親としてすべきと思うことをしていいのよ」と言葉をかけました。彼女は私の言葉に意外そうな表情をしました。以前は、仕事に出てこいと言った私がこのようなことを言うのが意外だったようです。

　「ほかのスタッフだって、子育てするときにはあなたと同じような体験をするわ。女性が働く以上、避けられないんだからお互いに支え合わないと。だけど、甘えちゃだめよ。できることはしないと。安心して子どもを預けられる人を見つけることは大切よ」

　大きくうなずいた彼女の表情は明るくなっていて、「もう少し頑張ってみます」と仕事に戻っていきました。涙をぬぐい笑顔で出て行く彼女を見送りながら、私はスタッフ間で助け合うだけでなく、病院としてサポートする体制が必要だと感じていました。それは管理者の役目。だから、私は子育て支援プロジェクトにかかわるようになったのです。

∴ キャリア発達とその転機

　本事例では、育児と仕事の両立に苦悩し離職を考え始めたスタッフに、師長が状況への向き合い方を助言し、その結果、スタッフが再びやる気を取り戻していく流れが描かれています。

　結婚や妊娠・出産という出来事は、人生において、妻、母といった新しい社会的役割を獲得することになる重要なライフイベントです。この事例のように、出産休暇や育児休暇を経て職場に復帰するスタッフの多くは、家庭での役割と仕事上の役割の間にはさまれ、葛藤を体験していることでしょう。

　スタッフが仕事を続け、ナースとしてのキャリアを発達させていくためには、この葛藤を乗り越えなければなりませんが、それには本人自身が自分のおかれた状況を見つめ、家庭と職場で期待される役割について考え、調和させる手立てを生み出すことが必要です。したがって、職場復帰するスタッフを迎え入れる際には、職場のリーダーがスタッフのこうした状況を理解し、支援するリーダーシップを発揮することが大切です。

　キャリアとは「個人」と「働くこと」との関係に成り立つ概念ともいわれます[1]。人は生涯にわたって家庭、職場、あるいは地域社会などでさまざまな役割を担いますが、キャリアとはその連鎖をいいます。また、この連鎖のプロセスにおいて、人は自己と働くこととを関係づけたり、価値づけたりする体験をしますが、キャリアはこの個人の独自な体験の積み重ねをも意味しています。キャリアは仕事をもち働く人にとって、自分らしく生きることと切り離せない概念なのです。

　一方、組織にとってもメンバーのキャリア発達支援は、メンバーの組織へのコミットメントを強め、組織目標達成への貢献を引き出し、組織が発展していくために不可欠なのです。

　キャリアは多面的な概念なので、定義は理論家によって多様ですが、渡辺らは、スパー、ホランド、シュロスバーグなどの理論家とその理論的背

景、理論上の主要概念を説明し、包括的に検討しています。それによると、シュロスバーグは、個人が人生上で遭遇するトランジション（転機）に着目し、「成人の行動を理解したり見定めたりするためには、それぞれの人が自分の役割、人間関係、日常生活、考え方を変えてしまうような転機それ自体に注目することが重要である。そしてどんな転機でもそれを見定め、点検し、受け止めるプロセスを通じて乗り越えることができ、またこの転機を乗り越えるための資源は、4つのS、すなわちSituation（状況）、Self（自己）、Support（周囲の援助）、Strategies（戦略）に集約される」[2] と述べています。

：：転機を乗り越える資源の活用

転機には、転機の始まり（Moving In）から、転機の最中（Moving Through）、つまりどっちつかずの状態を経て、転機の終わり（Moving Out）に至るプロセスがあるとされていますが、このシュロスバーグの理論をもとに、本事例の師長のリーダーシップを考えてみましょう。

本事例のスタッフは、育児に専念していた状況から、育児をしつつ仕事をするという新しい状況への転機を経験していると見ることができます。師長はスタッフが子どもの発熱を理由に、初めて休暇をとった直後に、職業人として、子どもへの情に流されず、仕事への気持ちを切り替えることの必要性を諭しています。これは転機の始まりの時期において、スタッフに職場で期待される行動を認識させることになっています。スタッフが誠実に仕事に取り組める人物だと知っているからこそ、復職という転機を乗り越えてほしいという期待が込められていたのではないでしょうか。

しかし、スタッフはその後もしばしば休みます。そのようなことが重なり、スタッフが師長に面接を申し出た時、ちょうど師長も面接の必要性を感じるようになっていました。その間、師長はスタッフが育児と仕事を調和させるという課題にどのように取り組んでいくのか、少しばかりハラハラしながら関心を注いで見守っていたと思われます。

そして面接の場で師長は、スタッフの苦しい思いをしっかりと受け止めます。そして自分が育児と仕事の両立に向けて奮闘していた体験と、子ど

もへの申し訳なさを語り、子育てを長期的かつ俯瞰的にとらえる視点を示し、それぞれの時期に自分で大切だと思う役割を遂行するよう励まします。職場への気兼ねに対しても、支えてくれる人に感謝し、自分に余裕ができる時期がきたら支える側に回るという、相互支援のできる職場のあり方を示しました。

面接でのこのかかわりは、復帰直後に諭したものとは異なります。ここでの師長は、スタッフに心を開き、上司としてよりも、育児をしながら仕事をするという大業を乗り越えた先輩として存在しています。このことはスタッフにとって、自身の直面している問題を安心して洞察できる環境をつくりだすことになっています。

また、転機の最中で目前のことで精一杯になっているスタッフに、状況をとらえる新しい視点を提供しています。これは、転機を乗り越える資源となる4Sのうち、Situation（状況）に焦点を当てたかかわりといえます。次に師長は、相互支援のできる職場のあり方を示していますが、これはスタッフが認識していた職場での役割期待を柔軟なものに修正するというSelf（自己）へのかかわりであり、転機を乗り越えるStrategies（戦略）を提案するという意味をもっています。

こうしてスタッフに対し、行き詰まった状況からの脱却について助言するとともに、最後に「できることはしないと」と自律を促し、安心して子どもを預けられる人というSupport（周囲の支援）を見つけることの重要性も話したのです。

⁞ 子育て支援のビジョン

院内での子育て支援プロジェクトを提案した本事例の師長の言動には、スタッフのもつ可能性への信頼と、スタッフの成長を支援することが自分の役割ととらえる管理者の基本的な姿勢が示されているといえるでしょう

看護の現場は女性が多くを占めるため、出産、育児、介護といったこれまで主に女性が担ってきた家庭での役割と仕事とをどのように両立させていくのかという課題と常に向き合っているといえます。避けられない課題である以上、リーダーはこの課題について自分自身のビジョンを明確にし

ておくことが必要でしょう。

　個人に対して職業人としての責任遂行を要求するのみでは、早晩スタッフは組織を離脱していくことでしょう。子育ての問題を例にあげれば、スタッフの多様さの一つとして位置づけ、さまざまなスタッフがその多様さを受け入れながら共生していくという考え方に立つこと、また、組織として支援していく態度を明確に示すことが求められています。こうしたビジョンをわかりやすく提示することのできるリーダーをフォロアーは尊敬の対象とし、そのビジョンの実現に参画してくれるようになるのです。

リーダーシップ実践のポイント

●職場復帰するスタッフに対し、その転機を乗り越えていけるように支援する。

●転機を乗り越える支援は、資源となる4つのSに焦点を当て、スタッフが自分の状況を俯瞰的にとらえられるようなアプローチをする。

●フォロワーのもつ多様性に向き合えるように、自身のビジョンを明確にしておく。

引用・参考文献

1）文部科学省：キャリア教育の推進に関する総合的調査研究協力者会議報告書，p.7，2004.

2）渡辺三枝子編著：キャリアの心理学―キャリア支援への発達的アプローチ，ナカニシヤ出版，p.134-135，2007.

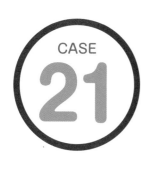

患者の暴力に屈せず
毅然とした態度で
部署とスタッフを守るリーダー

医療現場では騒然となるような問題が起こることも日常茶飯事といえます。そのようなとき、リーダーの信念に満ちた言動はフォロワーを安心させることでしょう。いざというときの揺るぎない対応には、フォロワーへの信頼と部署を守るふだんからの備えが大切です。

● 酔った救急患者の来院

　土曜日の深夜１時頃、体を抱きかかえられるようにし、20歳代前半の男性が救急外来にやってきました。その患者Aは久しぶりに仲間と酒を飲んでいた席で、グラスで額にけがをしたということでした。けがそのものは大したものではありませんが、患者Aは泥酔していてとても一人で歩ける状態ではありません。時折くだを巻くような言葉を発しますが、それもろれつが回っていません。

　ナースが２人がかりでベッドに横たわらせ、ようやく静かになったかと思ったところ、患者Aは噴射するように嘔吐しました。そばにいたナースは思わず声をあげて逃げました。室内に吐物とアルコールが混ざったひどいにおいが漂うなか、ナースたちは急いで新聞紙を広げて吐物を片づけました。

　嘔吐したことで多少は意識もはっきりしたのか、患者Aはしきりに「すみません」と言っていました。吐物の処理で右往左往していたナースは、その言葉に「もういいですよ。気にしないでください」と淡々とした態度でこたえました。

　しばらくして、患者Aは処置の準備をしていたナースを呼ぶと、「健康保険証はいりますか？」と尋ねてきました。その問いにナースが「別に今日は

いりませんよ」と答え、処置の準備に戻ろうと背を向けた途端、患者Aの怒号が飛びました。興奮した様子で「人が謝ったのに、その態度は何だ！」と言うのです。ベッドから起き出し、ナースにつかみかからんばかりのそぶりを見せたので、そばにいた夜勤師長や医師が駆け寄りましたが、患者Aはなおも興奮した様子です。当直の医師3人は胸ぐらをつかまれ、夜勤師長はあごをつかまれ、担当していたナースは肩をこづかれました。

　友人たちがなだめて何とかその場は収まりましたが、その友人たちも「患者がいくら酔っているとはいえ、看護師のあの態度はないだろう」と異口同音に訴えました。それでも、患者Aの怒りはくすぶっていたようで、帰りがけに夜間出入り口のガラス扉を蹴破って帰っていきました。

● **師長の主張**

　週が明けて月曜日の朝、出入り口のガラス扉がベニヤ板でふさがれていることに気づいた看護部長は、夜勤師長の報告を受け、救急外来の師長と担当していたナース、施設課と総務課の課長を招集して緊急のミーティングを開きました。

　ミーティングでは夜勤師長から改めて当時の状況が報告されました。続いて看護部長から意見を求められた救急外来の師長は、一呼吸おいて参加者全員の顔を見渡した後、ナースの非を責めるような人間に、ドアを壊されたばかりか暴力をふるうようなことまでされ、こちらも憤慨していると主張しました。

　言葉数こそ少なかったものの師長の声には張りがあり、その態度はさばざばとしたものでした。そこには、間違った対応はしていない、部下の立場を守るという根性のすわった姿勢が表れていました。

　看護部長はその後、患者Aに連絡をとり、ガラス扉の修繕費を弁償してもらいました。組織としてナースの対応を問題とすることはありませんでした。

⠿ アサーティブなコミュニケーション

　本事例の病棟師長は、看護部長が召集をかけたミーティングの席で、こちらも憤慨していると部下の立場を守る主張をしました。声には張りがあり、態度もさばさばしたもので、その主張は根性のすわったものでした。

　「根性がすわっている」とは揺るぎない信念をもっていて動じないということでしょう。本事例の師長は、自分の部下は間違ったことをしていないと確信しています。「さばさばしている」ということは、他から強いられることなく、自らが決断し、その決断に自分が責任をもつのだという意思表示ともいえます。これらはアサーティブなコミュニケーションスタイルといえます。

　アサーティブなコミュニケーションとは、個人が自分のために行うコミュニケーションであり、同時に相手を尊重したやり方で行われるものです。アサーティブネスは、コミュニケーションを交わす双方が利益を得るwin-winの関係のもとでの解決を求めるものであり、個人が選択した結末に対し責任を引き受けることを含んでいます[1]。以下では、この考え方の鍵となる3つの要素を確認していきましょう。

　1つ目の要素はコミュニケーションをとるということです。コミュニケーションは話の内容だけでなく、話し方やボディランゲージ、服装、つくり出す雰囲気などすべてを含むものです。本事例の師長はミーティングの席で、一呼吸おいて参加者全員を見渡したうえ、張りのある声で「こちらも憤慨している」と主張しています。この時の話しぶりで、師長がいい加減な気持ちで言っているのかそうでないのかが伝わります。これには声のトーンや態度も影響します。師長の言動に揺るぎなさが表れていたからこそ、説得力のある主張になったのです。

　アサーティブなコミュニケーションでは、どのような言葉を選んで使うかが重要です。リーダーシップは言語ゲームであるといわれる所以です。ポンディは、「リーダーシップは、表面的な意味での言葉の遊びではない、

それは動きのある場面での言説にしばしば結晶し、哲学的な響きさえある」と述べています[2]。

　アサーティブな話し方の原型となるのは、「私は」メッセージです。つまり、「私は」で始まる話し方をするということです。日本語では主語が省略されることが多いですが、日常の会話のなかでも意図して「私は」メッセージにすることが訓練になります。

　事例の師長は、「こちらは（私は）憤慨している」ときっぱりと主張しています。このきっぱりと主張することも大切です。小さな声で伏し目がちに発言していたのでは、言いたいことは効果的に伝わりません。「私は」で始まるメッセージ——私は思う、私は感じる、私は残念だ——は、自分自身の気持ち、反応、主張に責任をもつことを示します。一方、「あなたは」で始まるメッセージ——あなたがした、あなたが言った、あなたはすべきではなかった——というのは、相手への非難を含んでいるためメッセージが正しく伝わらない場合があります。「あなた」はメッセージそのものが相手を脅かしているからです。

　win-winな関係の2つ目の要素となるのは、自分で決めるということです。アサーティブなコミュニケーションは、発言し、行動し、しかも開放的で正直でかつ直接的です。けれども決断するのが時期尚早というような状況では、何も語らず、行動を先延ばしにしたり、行動しないこともあります。どのような選択をするかは自分が決めることであり、おそれや葛藤によってなされるものではありません。

　そして3つ目の要素は、自分で決めた責任を引き受けることです。どのような選択をしようともそれには結果が伴います。アサーティブなリーダーは、自分の行った選択によってもたらされた結果や出来事に対して、その多くが自分の関与の結果であることを認めます。その出来事が自分の不在のときに起こったとしても、自分がどう対処するかを決めなければなりません。

リーダーシップ実践のポイント

- ●アサーティブなコミュニケーションは、話す内容だけでなく、ボディランゲージ、服装、雰囲気などすべてを含んでいる。
- ●アサーティブなコミュニケーションでは言葉の使い方が重要であり、「私は」で始まるメッセージが基本となる。
- ●「あなたは」で始まるメッセージは、相手への非難が含まれているため効果的ではない。
- ●アサーティブなリーダーは、自ら判断し、その結果に責任をとる。

引用・参考文献

1）Pugh,J.B.,Woodward-Smith,M：ナースマネジャー，第2版，井部俊子訳，日本看護協会出版会，p.18-19，p.28-29，2000.
2）金井壽宏，田柳恵美子：踊る大捜査線に学ぶ組織論入門，かんき出版，p.195，2005.

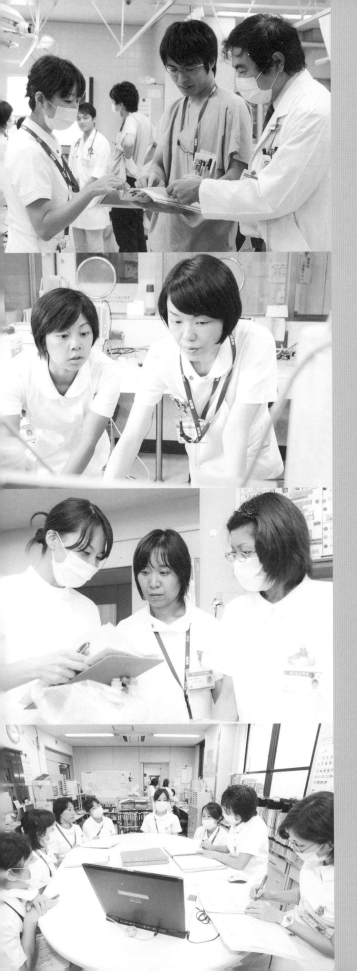

Section

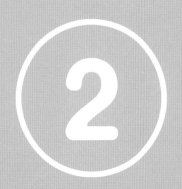

リーダーシップ発揮の目的は変革を実施するためであるとされます。Section 2では17編の事例を通して、チームや組織を変えようと取り組むナースを紹介します。理論を押さえながら、それぞれの立場での取り組みの成功要因、あるいは失敗要因を探ってみましょう。

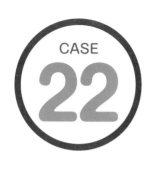

育児中のスタッフと若手スタッフ
双方が満足できる業務配分をめぐり
改革の方法を模索するリーダー

リーダーとは先導役ではありますが、一面では組織のメンバー全員が等分に利益を得られるよう、あるいは不利益をこうむることがないよう配慮できる調整役でもあらねばなりません。そこで個々に目を向けつつ、全体を俯瞰できるリーダーとしての力量が問われます。

● 若手スタッフの言い分

　私は師長になって5年目。この5年だけでも、仕事と育児の両立に向けた世の中の動きはだいぶ進んだように感じます。それは当院も例外ではありません。師長会議などでも、ワークライフバランスという言葉をよく聞くようになり、職員が結婚・出産などで退職することがないよう、多様な働き方を受け入れる動きが進んでいます。

　多様な働き方といわれてまず思いつくのが、子育てと仕事の両立だと思います。師長として勤務表を作るとき、土日の休みを希望して、なるべく夜勤を減らしてほしいと言ってくるのは、やっぱり子育て中のお母さんナースが多いです。私は少しでも働きやすい職場をつくりたかったし、できるかぎりみんなの希望に沿った勤務表をつくっているつもりでした。

　でも先日、独身の若手スタッフがこぞってやめると言い出し、大変な思いをしました。一人ひとりと面接をしたのですが、多くの言い分は、私が子育て中のスタッフに配慮してシフトを組んでいるのは理解できるが、そのしわ寄せで自分たちが土日に休みをもらえなかったり、夜勤が増えるようではたまらないとのことでした。

みんなのバランスを考えると

　私が師長になったばかりの頃、病棟には子育て中のナースが1人しかいませんでした。彼女は出産後、育児時間を利用して働く初めてのケースであり、看護部としてもできるかぎりのサポートをしようということで意見が一致していました。実際、さまざまに業務の工夫をして無理なく働けるようなサポートをしましたし、彼女自身も進んで1カ月に2回ほど夜勤をしたり、ベビーシッターを頼んで準夜勤をするなどしていました。「病棟で働き続けるっていう選択をしたんだから、今までどおりに働かないと！」なんて、力強いことを言っていました。彼女の功績は大きくて、子育てしながら働くナースが今ではだいぶ増えました。

　でも、今回のことがあって考えさせられました。子育てしながら働くスタッフにとっては働きやすくても、そのために業務を調整することで他のスタッフに与える影響が大きくなってしまっていたんですね。しかも、子育てしながら働く女性をサポートすることに反対することもできず、みんな我慢をため込んだあげく、今回のようなことになってしまったのだと思います。

　子育て中の人も誰に気を使うこともなく働けて、そうでない人も生活が充実する、それが本来のワークライフバランスですよね。短時間労働制など病院としての制度を利用しつつ、スタッフ全員が満足して働けるようにするにはどうしたらよいか、みんなで考えないといけないと思っているところです。

解説

ボトムアップの改革とトップダウンの改革

　師長という立場にあると、自分が管理する病棟内だけでは解決することができない問題にもぶつかります。本事例もそのような一例といえるでしょう。この師長も子育て中のスタッフに働きやすいような業務の調整を

行いつつ、他のスタッフの働きやすさも考慮するには、病棟だけでは十分に対応できないと感じています。しかし病院全体で取り組むとなると、体制が整うまでにはある程度の時間がかかるであろうことから、しばらくは病棟内で何とかしなければならないと感じています。

このような場合、まずは師長が感じているように、病棟のみんなでどうしたらよいか考えることが必要でしょう。勤務時間や勤務形態に関するこの問題は、病棟スタッフ全員に影響を及ぼすものだからです。

行動科学の研究者であるハーシィとブランチャードは、このような組織を変える過程を組織成員、つまりスタッフの行動変容のプロセスに焦点を当てて2つに分類しています[1]。

一つは本事例のように、スタッフ側にアプローチして変化の波に巻き込む組織変革であり、この過程を参画的変化サイクルといいます。一方、管理者など組織の上部が決定した方法を浸透させることで変化させる過程は規制的変化サイクルといいます。前者が組織の下部から上部に向かうボトムアップの変革方法とされるのに対し、後者は上から下へ向かうトップダウンの変革方法です。

ボトムアップの過程においては、その前提として下部スタッフに情報や知識が備わっていることが大切です。下部スタッフが知識を得ることによって納得することができれば、考え方や態度が変化し、それぞれの行動が変化し、最終的には集団全体の行動が変化していくという経過をたどります。変化した行動には自分自身の納得が伴っていますから、適応度や満足度が高くなり、いったん変化が定着すれば長続きするといえます。ただし、人が何かを理解し納得するにはある程度の時間が必要になるので、変化には相応の時間がかかります。

逆にトップダウンの場合は、組織の上部や規制、法律などで決めた内容を決定事項として通知・浸透させる方法です。たとえば、事故発生後の手順の変更など、早急に変革が求められる場合に適した方法といえます。ただし、スタッフは組織の上部が決めたことを理解しないまま、あるいは納得せずに従っている場合もあり、理解度や満足感が低いまま実施され、決められたことの効果は長続きしないかもしれません。

⁝⁝ スタッフのアイデアの収集・反映

　リーダーが自らの考えを伝えながら、スタッフから改善のための意見を収集するほかに、他の病棟や病院で行われている先駆的な取り組み例を収集し、適用できないか探索するとういうのも有効です。

　情報収集の段階からスタッフには逐次情報を提供し、それぞれの立場で考えてもらうことも大切です。ただでさえ忙しいスタッフにこれ以上の負担をかけることはなるべく避けたいところでしょうが、副師長や主任などマネジメントを行う立場にある者や、関心をもっていそうなスタッフとは積極的にタッグを組んで、検討グループのようなものをつくってもよいでしょう。

　本事例の場合、師長の考える病棟変革は、何より当事者であるスタッフの理解を十分に得ることができなければ、維持・継続が難しい課題といえます。そこで師長がリードしながらボトムアップの変革プロセスを計画的に実行することで、スタッフが納得できる勤務形態を選択していくことにつながることが期待できます。もちろん、同時に師長は病院組織の中間管理職として、こうした病棟の現状と取り組みを看護部に伝え、病院全体として対策がとられるようにアプローチすることも忘れてはいけません。

リーダーシップ実践のポイント

● 何か変化を起こそうとするときは、それが早急に対応すべきことなのか、時間をかけてもよいことなのかを判断する。

● 急を要さない変革は、なるべくスタッフを巻き込み、全員が納得できる方法で行うと、スタッフの満足度が高くなる。

● 事故発生後の手順の変更など、早急に対応が必要な場合は、組織としての決定事項がスタッフに浸透するようにわかりやすく伝える。

引用・参考文献
1) P.ハーシィ，K.ブランチャード，D.E.ジョンソン：行動科学の展開—入門から応用 人的資源の活用，山本成二，山本あづさ訳，生産性出版，p.391，2000.

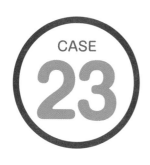

不本意な異動に沈むスタッフに改善の旗手を任せることでやりがいを与えたリーダー

CASE 23

閑職への異動は人の動機づけを大きく低下させます。とはいえ、大切なのは物事のとらえ方であり、自分なりのやりがいを見つけることができれば、満足いく取り組みができるのです。フォロワーの視点を変えられるか否かもリーダーによるところが大きいといえます。

● 日陰の部署での出会い

　私は総合病院の材料部看護師長をしているＡです。今年は本当に充実した１年になりました。

　当院ではこれまで、病棟ごとに備品を購入・管理していました。不足のときはそのつど病棟間で貸借を交渉しなければなりませんでしたし、病棟によっては備品が廊下にまであふれているところもあり、こうした状況の解決は長年の課題でもありました。それが材料部での集中管理に移行したことで、病院全体での購入計画、規格の統一、保管・点検・整備の一元化が可能になり、さまざまな問題が一挙に解決したのです。

　集中管理への移行は３年越しの取り組みの成果です。３年前、私はそれまでの病棟師長の任を解かれ、新たに材料部の師長の辞令を受けました。当時の材料部は名前はあってもほとんど機能していたとはいえません。私も日陰の場所だと思っていたので、異動の内示を受けたときはショックでした。何とか交渉し、３年で異動することを条件に承諾したのでした。

　材料部師長の私の直属上司となるのは副看護部長のＢさんでした。Ｂさんは大学院でマネジメントを学び、修了と同時に鳴り物入りで当院の副看護部長に就任した方です。日陰の部署に回された私とのあまりの立場の違いに、初めて顔を合わせ打ち合わせをする時も憂うつな気分でした。Ｂさ

んは簡単な互いの自己紹介を済ませるとこんなふうに言いました。

「材料部の仕事は物の管理システムの改革。現場が看護に専念できる体制
をつくることが看護の質の向上につながります。Aさんにその中心になっ
てもらいたいんです。力を貸してください」

Bさんの言葉をすべて受け入れることはできませんでしたが、この人につ
いていけばいいかもしれないと漠然と感じたのを覚えています。

● プロジェクトで得た自信

Bさんとは、それこそ何度も新しいシステムの構想を話し合いました。
時には勤務を終えて一緒に食事に行きましたが、その席でも話はいつの間
にか材料部の改革の話になっていました。

Bさんは現場のナースが必要性を認識して立ち上がることが成功の秘訣
だと信じていました。そんな彼女は、私を委員長とする委員会を立ち上げ、
先駆的な物品管理システムを有する病院で委員全員が研修できるよう看護
部長に働きかけました。研修を終えた委員は、当院の物品管理の問題点を
次々とあげるようになりました。それをもとに、私は委員たちと中央管理
の場合の供給と回収方法、保管場所などについて知恵を絞りました。

ある程度、案がまとまったところで、Bさんは病院の企画運営会議と看
護師長会議で企画案についてプレゼンテーションする機会をつくってくれ
ました。二人で夜遅くまでかかって準備した資料をもとに発表したところ、
その案は概ね理解してもらうことができました。

ただ、病棟保有の備品を供出することに対しては、各病棟師長から反対
があったので、新規購入備品から中央管理を実施し、利便性を理解しても
らいながら徐々に拡大してきたのです。各病棟師長もしだいに協力的にな
り、経理課のバックアップも得られ、移行完了に至ったのです。

これまでこういう仕組みが実現できるとは思っていませんでしたが、実
は不便を感じながらもそのままにしてきただけだったのでしょう。それをB
さんとともに改善できたことを誇らしく思っています。現在、次の課題と
してSPD（院内物流管理システム）の導入を検討し始めています。3年で
異動という件は撤回し、引き続き材料部師長として活動させてもらおうと
思っています。

⠿ セルフエスティームと自己概念

　本事例は、自身が蔑視していた部署へ異動し失意のどん底にあったＡさんが、副看護部長のＢさんと出会い協働していくなかで、仕事への意欲と自分への誇りを取り戻し、さらに組織目標に向けて取り組み、成功に導くまでの過程を描いています。当初は憂うつ気分でいたＡさんに変化をもたらした背景には、Ｂさんのリーダーシップが影響していることは間違いないでしょう。

　Ａさんの異動と同時に材料部を担当することになったＢさんは、物品管理システム変革の鍵は材料部の看護師長が握っていると考え、師長の認識に働きかけました。Ｂさんは師長が、材料部師長は閑職だという自身の評価によって失意の状況にあることを読み取り、「材料部の仕事は物の管理システムの改革。現場が看護に専念できる体制をつくることが看護の質の向上につながります。Ａさんにその中心になってもらいたいんです。力を貸してください」という言葉をかけたのです。この言葉が、材料部が良質な看護ケア提供においていかに重要な部署であるのかを認識させるとともに、変革できる存在として期待されていることを師長に認識させました。

　シュッツ[1]は、肯定的なセルフエスティームと自己概念が、人を主体的・創造的な行動へと駆り立てるとしています。肯定的なセルフエスティームは、自分自身が必要な存在であるという感覚（自己重要感）、自分にはあることを成し遂げる力があるという感覚（自己有能感）、そして自分自身に対する好感（自己好感）によって成り立ちます。ＢさんはＡさんの自己重要感、自己有能感に働きかけるとともに、「力を貸してほしい」と自らを開いてビジョン実現への協力を依頼することで、Ａさんを信頼し肯定的な思いをもっていることを伝えて、Ａさんの自己好感へもアプローチしています。

　対するＡさんは、Ｂさんの言葉をすぐに受け入れることはできませんでしたが、それでも「この人についていけばいいかもしれない」と感じていま

す。セルフエスティームや自己概念がすぐ変化したわけではありませんが、どん底の現状に光を入れてくれたBさんの存在に引きつけられたと考えることができます。

協働的なリーダーシップ

「絵を描いて目指す方向を示し、その方向に潜在的なフォロワーが喜んでついてきて、絵を実現し始める」とき、そこにリーダーシップという社会現象が生まれつつあるといいます[2]。そして、人が喜んでついていってもいいと思うかどうかの鍵は、相手の信頼性にかかっているといえます。それには、相手が正直か、前向きか、わくわくさせてくれるビジョンを示すか、有能であるかなどが見極めのポイントとなります[3]。

本事例のBさんは、初対面の時からAさんと真正面から向き合っています。そして、これまで課題ではありながらも具体策を講じてこなかった物品管体制の改善を看護の質向上のための重要課題として提示しました。これは、材料部に配属されたばかりのAさんにとって、心動かされるビジョンの提示になったものと思われます。さらにBさんは、課題の解決に向け、トップダウンではなく現場と病院執行部の両方を巻き込むことが大切という確信をもって事を進めました。たとえば、委員会の設置、委員全員の実地研修、上層部会議でのプレゼンテーションなど、Aさんがこれまで経験したことのない新しいことを次々と実現させています。こうした体験はAさんにとって驚きの連続であり、同時にBさんの管理者としての有能さを実感したことでしょう。

また、Bさんは改革を進めるにあたり、Aさんと協働関係を基盤にしたリーダーシップをとっています。組織に働きかけるべきときは副看護部長というポジションを使っていますが、Aさんとのかかわりにおいては、互いを同志のように位置づけ、議論を交わしAさんがプロジェクトの中心的な存在として活動できるようにしています。このことがAさんの自信につながり、新たな課題への挑戦を動機づけたのだと考えることができます。

一方、副看護部長として病院に来たばかりのBさんにとっては、Aさんがもつ情報やネットワークは、変革のために大変役立つものです。協働的

なリーダーシップスタイルは、Ｂさんの対人関係の基本姿勢だということもあるでしょうが、Ａさんからの情報が欠かせないという状況が、Ｂさんに協働的なリーダーシップスタイルをとらせた理由の一つではないでしょうか。加えて、Ａさんと繰り返し材料管理システムの構想を話し合い、課題にともに取り組む過程で、Ａさんの有能さを実感したことも大きく影響していると考えられます。

リーダーシップ実践のポイント

- フォロワーの能力を引き出すには、フォロワーの自己重要感、自己有能感、自己好感に働きかける。
- 正直で、前向きで、ワクワクするビジョンを示し、有能なリーダーであることで、フォロワーは信頼し、喜んでついてくる。
- 有能なフォロワーには、協働的なリーダーシップをとることで、自身や動機づけを高める。

引用・参考文献
1）ウィル・シュッツ：自己と組織の創造学―ヒューマン・エレメント・アプローチ，到津守男訳，春秋社，p.95-135，1995.
2）金井壽宏：リーダーシップ入門，日本経済新聞出版社，p.22，2005.
3）前掲書2），p.98-105.

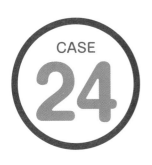

CASE 24 上層部が決めた勤務体制の変更に反対するスタッフたちに対し理解を得ようと試みるリーダー

中間管理職の悲哀は、上下の者たちの言い分を収めていかなければならないところにあるといえるでしょう。新たに事を始めるときはたいてい反発に遭うもの。その収拾をつけるのもリーダーの力量しだい。よい面に目を向けさせ、手近な目標を設定するのも一つの手です。

上層部の決定

　私が勤務する病院では、病棟によって2交代制のところと3交代制のところがあります。私が現在師長をしている病棟は、私が入職した15年前に8時間ずつの3交代制から12時間ずつの2交代制になりました。当時の私はまだ入職1年目で特に抵抗なくなじんだのですが、先輩スタッフが不満の声をあげたり、いくつかトラブルが起きたことを記憶しています。ただ、何度か微調整が行われるうちに、不満もトラブルも減っていきました。その後、私は他病棟での勤務を経て、2年前に師長として古巣の病棟に戻ってきました。戻ってみて、現在の病棟はその特性上、12時間ずつの2交代制が適していると改めて感じていました。

　そんな折、病棟ごとにバラバラな勤務開始・終了時間を統一するという上層部の方針で、全病棟が、日勤8時間・夜勤16時間の2交代制に統一されることになりました。私は、患者の状況やスタッフの働き方を考慮しても、当病棟は12時間ずつの2交代制がよいと感じていたので、どうにかならないかと看護部長に相談したところ、勤務開始・終了時間は多少前後してもかまわないということにはなりましたが、それ以上の譲歩は得られませんでした。結局、決定事項として病棟スタッフに伝えると、案の定というべきか、かなり不満と不安の声があがりました。

新交代制のよい面

　ただ、私は今回の変更が及ぼすよい面もあるように感じていました。というのも最近、12時間日勤をしたスタッフの帰宅時間の遅さが気になっていたのです。日勤だと勤務終了は午後7時半なのですが、その時間に仕事が終わることはまずないので超過勤務し、さらに勤務終了後、休憩室で何か食べたりしゃべったりして、たいてい帰るのは10時過ぎくらいになっていました。

　休憩室に長居せず帰ればいいともいえますが、息抜きの時間も必要ですよね。そこで、超過勤務を減らして早く帰れるように、何かしなければいけないと思っていたところだったのです。だから、今回の交代制の変更はチャンスになるかもしれないと思ったのです。

　そこで私は、スタッフに超過勤務が増えていること、理由はみんなの仕事が遅いからではなく、患者の重症度が変わっていること、手術の終了時間が遅くなっていること、医師が患者の診察や薬の処方をする時間が遅くなっていることなどが原因として考えられることを説明しました。さらに、16時間夜勤になることで日勤は8時間に短縮されることから、遅番を増員したり、長くなる夜勤の負担を減らすために深夜番を配置することも可能だという説明もしました。そのうえで、「まず1カ月間トライしてみよう。だめだったら、またよい方法を考えよう」と話しました。

　どうもこの言葉が効いたみたいです。スタッフからはそれ以上の不満の声はなく、かえって一体感が増した気さえします。小さい頃から楽天的だといわれてきた私。思えば、物事を前向きに考えられるのも、この性格のおかげかもしれないなと思います。

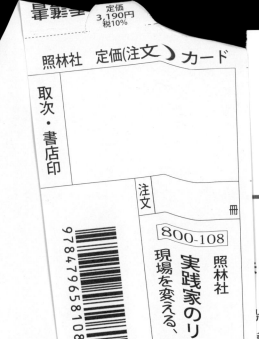

未来への不安

...にあり日常の病棟の状況に通じていれば、病院や看護部...が病棟としては受け入れにくいという事態に遭遇するこ...のようなとき、本事例の師長のように、まずは受け入れ...事実と理由を組織上部に伝え、決定事項の変更、あるい...てもらえるよう努力をすべきです。しかし、すべてが思...ないのが現実ですから、病棟スタッフの反発を買うのが...うな事項を持ち帰らざるをえないとなると、上からと下...状態で、頭を抱えてしまうこともあるでしょう。しかし、...も、発想を転換することでピンチをチャンスに変えるこ...とかも...れません。

　しかし、師長がいくらよいアイデアをもっていたとしても、何らかの変革を行おうとする場合、皆が諸手をあげて賛成するようなことはほとんどありません。たいていは変革に反対したり、否定的な態度を示す者が生じます。これはごく当たり前のことで、新しく何かをしようとすると、まだ見えない未来に対し、人は不安を抱くものなのです。

解凍という変革プロセス

　レヴィンによれば、変革の成功のためには現状の解凍（unfreezing）、新しい状態への変化（changing；変革や、移動ともいわれる）、新しい変革を永久化するための再凍結（refreezing）という3つの段階が必要だといわれています[1]。

　現状とは組織のスタッフにとって安定した状態であり、その安定した状態からの変化を促すためには、まず、解凍が必要となります。つまり解凍とは、習慣やこれまでのやり方を続けることをやめ、新しいやり方を受け

入れるという、気持ちの整理を行う段階のことです。

　ところが、人や組織の行動に関する研究では、組織とそのメンバーは変化に抵抗するものだということが明らかになっています[2]。人が変化に抵抗する理由としては、これまでの習慣を変えることが心理的にも物理的にも負担になるという人間の特性が大きく影響しているといわれています。見えない未来への不安があるというのもその一部です。「やったことがないけど、うまくできるだろうか」「失敗するのではないだろうか。でも、失敗したくない」といった気持ちは人を不安や恐怖に陥らせ、前に向かう一歩を踏み出そうとするのを阻みます。これは、変化の度合いが大きかったり、変化が急激に起こるような場合で特に顕著にみられます。

　しかし、そうした不安を乗り越え、「新しいやり方を受け入れよう」という気持ちが大きくなれば解凍が進み、変化の段階に移行します。そして、変化した行動様式が人や組織の中で受け入れえられ、固定化すると、再凍の段階となり、新しい行動様式が自然なものとなるのです。

⫶ 不満と不安の解消

　本事例では、今が変革の準備を整える解凍の段階にあると考えられます。変革を成功させるためには、スタッフの変革に対する抵抗を弱め、どのように変革すればよいのかという手順を明らかにし、不安や動揺を収めることが重要です。師長がスタッフの不満や不安の声を止めることができたのは、見えない未来に対する不安を軽減できるよう十分な説明をしたところにポイントがあると思われます。

　師長は、勤務体制を変えなければならないこと、看護部に訴えたことで若干の譲歩を得られたこと、現在の勤務体制の問題が解消される可能性があることを語り、加えて、新しい勤務体制を導入することで得られる利点も提示しました。こうした働きかけによって、スタッフは、新体制のイメージがつかめるようになり、不満や不安が軽減したはずです。

　さらに師長は「まず1カ月間トライしてみよう」と、今回の決定が最終決定でなく、1カ月間はお試し期間ということにしました。つまり、変革のスピードを緩めたのです。するとスタッフにとっては、不明確な未来が永

遠に続くわけではなく、よくも悪くもまずは1カ月の期間限定であるという安心に結びつき、抵抗感はさらに軽減したようです。

　変革を行う際には、見えない未来に対するイメージをできるだけ具体的に提示し、変革へ向かうハードルを下げることが重要です。もちろん、リーダー自身がスタッフのために誠実に対応し、また前向きに変革に立ち向かおうという態度を示すことが重要であることも忘れてはならないことです。

リーダーシップ実践のポイント

- ●変革は一朝一夕にできることではないので焦らない。
- ●結果的に成功する変革であっても、途中で不満が出やすい時期がある。
- ●何かを変えようとするときは、変わるとどうなるかを想像できるように伝えることで、不満と不安を低減できる。
- ●変革の速度を調節したり、課題の難度を下げる工夫をすると、受け入れられやすい。

引用・参考文献
1）P.ハーシィ，K.ブランチャード，D.E.ジョンソン：行動科学の展開—入門から応用 人的資源の活用，山本成二，山本あづさ訳，生産性出版，p.398-400，2000.
2）N.M.ティシー，M.A.ディバナ：現状変革型リーダー——変化・イノベーション・企業家精神への挑戦，小林薫訳，ダイヤモンド社，p.79-114，1988.

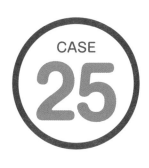

CASE 25 公式なリーダーである自分以外に病棟内をまとめる能力をもつスタッフを抱えたリーダー

世の中には、自然と人を引きつけたりみんなが頼りたがる生まれつきの
リーダー気質のような人がいます。こういう部下はややもすれば煙たい存
在になりがちですが、それも考え方しだい。そのリーダー性をうまく取り
込めば、組織運営上も頼りになる存在になります。

● 師長抜きで作られた勤務表

　私は整形外科病棟の師長を務めています。病棟は若いスタッフが多いな
か、入職5年目になるスタッフのAさんが後輩スタッフをよくまとめてく
れています。主任もいるのですが、スタッフたちも明るくて、頼りがいの
あるAさんを主任よりも信頼している感じです。ただ、最近ちょっと問題
が起きました。

　先日、3年目のBさんが結婚し、相手のご両親と同居することになった
のですが、彼女が突然、夜勤を外してほしいと言い出したのです。わけを
聞くと、義理のご両親への気兼ねがあるとのことでした。

　私は気持ちはわかるけど、いますぐその要求を飲むことはできないから、
少し考えさせてほしいと答えました。それで、BさんはAさんに相談したの
だと思います。Bさんから相談があった3日後、AさんがBさんの夜勤を抜
いた勤務表を作って持ってきたのです。どうやら私抜きで病棟会議をし、
勤務表を作ったようです。「師長に伝えなくてごめんなさい」と、後から主
任に言われました。自分抜きでやられたことに悔しさも感じましたけど、
正直なところ、Aさんのパワーに驚かされました。

病棟全員で話し合う

　しかし、Bさんの勤務が考慮されても、その裏で他のスタッフにしわ寄せがいってはいないでしょうか。私はAさんに、一人のスタッフへの配慮のために他のスタッフに負担がかかるような状況は避けたいと思っていること、また、他のスタッフも同じような配慮が必要になった場合、今の業務のやり方では複数の要望に配慮することはできないと考えていること、また何より、Bさんが今きちんと家族と話し合っておかないと、根本的な解決にはならないと思っているということを伝えました。もともと配慮のできるAさんですから、私の話に納得したうえ、性急に事を片づけようとしたことを詫びる言葉がありました。

　その後、Aさんと私のやりとりを気にしていたBさんにも同じことを伝え、病棟全員で話し合いの場を設けました。これをいい機会だと考え、話し合いでの調整やその後の対応はAさんに任せ、私と主任はサポートに回りました。その結果、Bさんにご両親と話し合う時間を与えるということで、とりあえず1カ月間夜勤を減らすことになりました。最終的に、今回の一件で病棟の一体感が強まったように思います。

解説

∷ インフォーマルなリーダー

　組織のなかには、正式な権限をもつ管理職などのリーダー（フォーマルなリーダー）とは別に、非公式なリーダー（インフォーマルなリーダー）が存在することがあります。本事例のAさんは、正式なリーダーである主任よりも、パワーや積極性、行動力といった点で長けており、病棟の運営に影響を与える力をもっていました。こうしたインフォーマルなリーダーの存在を認識し、病棟内の人間関係を知っておくことは、組織を運営するうえでも重要です。

　かつて、こうしたインフォーマルリーダーの存在は、管理職がマネジメ

ントを行ううえでは促進要因とも抑制要因ともなるため、上手につき合う
ことが必要だということが語られる程度でした。確かに、彼らが組織のス
タッフに与える影響は大きいため、存在に気づかずにいたり、フォーマル
なリーダーの指示に反旗を翻されたりしては、組織運営に支障をきたしま
す。しかし最近では、彼らのようなインフォーマルなリーダーが存在する
組織にこそ発展の可能性があるともいわれています。

インフォーマルなリーダーが存在する組織が成功を得るには、まず彼ら
が組織の目的に合致したかたちで、自らのリーダーシップを発揮している
必要があります。その点では、本事例のAさんは当初、師長の組織運営の
方向とは逆に舵を切ろうとしていました。

しかし、そこで師長はAさんを隔絶したり非難するのではなく、Aさん
に管理者としての自分の考えを話しました。Aさんの影響力の大きさから
考えると、Aさんが師長の話を受け入れれば、他のスタッフも同じように
考える可能性が高く、病棟全体で問題解決に向けた大きな一歩が踏み出せ
ると考えたからでしょう。

師長とAさんの間で共通の理解が築ければ、他のスタッフとも関係が構
築しやすくなるはずです。これによって病棟運営を円滑に進める基盤がで
き、さまざまな課題に対峙した場合でも、病棟が一丸となって解決に向け
て行動することができるようになることが期待できそうです。

⦂ 明日のリーダーの育成

Aさんは現在、組織的な立場を与えられたフォーマルなリーダーではあ
りません。しかし、同僚に共感する力や行動力に長け、周囲のスタッフか
らの信頼も厚いなど、リーダーとしての素質を兼ね備えた人物のようで
す。この点を考えれば、事例の出来事をきっかけに、Aさんを次世代の
リーダーとして育成することも管理者である師長の役割の一つです。

リーダーシップに関する研究を長年行っている金井ら[1]は、「リーダー
としての生き方は、リーダーから学ぶしかない。現場の第一線で組織を率
いてきた、実務家の体験に基づく持論は、次世代のリーダーを目指すフォ
ロワーたちにとって、かけがえのない知識源である」と、次世代のリーダー

を育てるために現在のリーダーが果たす役割について記しています。

　また、現在活躍する優れたリーダーの多くは、20歳代、30歳代といった
キャリア早期からリーダーとしての役割を担い、失敗したり成功したり、
たくさんの経験を積んでいるといわれています。そのため、リーダー育成
に長けた企業や組織では、やりがいのある少し難しい仕事をあえて若手に
任せ、その部分の権限を上司から部下に委譲することによって、能力を引
き出そうとしています。そのようなときにリーダーシップを発揮できる人
は、次代のリーダーとして有望だととらえられるのです。

　次世代のリーダーを育成するということは、組織の永続性という意味で
も重要な意味をもちます。いくら優秀なリーダーがいたとしても、後継者
がいなければ、その人がいなくなったとたんに組織は破綻してしまいます。
フォロワーである部下に、権限を委譲し、自ら判断して行動できるように
支援することも、現在のリーダーである師長の大きな役割の一つなのです。

リーダーシップ実践のポイント

- ●自身が管理する組織にインフォーマルなリーダーが存在するかど
うか観察する。
- ●インフォーマルなリーダーが、フォーマルなリーダーが行う組織
運営に肯定的にかかわると組織の大きな力になる。
- ●インフォーマルなリーダーは、いずれフォーマルなリーダーとな
る資質を備えた人物である可能性が高い。
- ●次世代リーダーを育成することが、管理者の大きな役割の一つで
あることを認識する。

引用・参考文献
1）金井壽宏，田柳恵美子：踊る大捜査線に学ぶ組織論入門，かんき出版，p.234，2005.

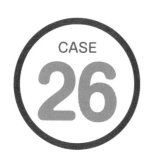

患者の回復が望みにくい病棟で
スタッフたちにやりがいを
もたせたいと苦心するリーダー

病棟には同じ傾向の患者さんが集まりがちなので、その病棟ならではの雰囲気が生まれてきます。しかし一面では、その病棟の雰囲気の良し悪しはスタッフたちの言動によるところも大きいでしょう。メンバーが沈んでいるとき、鼓舞しやる気を引き出すことも先導者であるリーダーの務めです。

● 死亡退院の増加

　私は今年から内科病棟の師長をしています。私が管理する病棟の患者さんたちも、高齢化社会を反映してかほとんどの方が70歳以上です。心不全や肺炎、がんのために病棟で亡くなっていく方が多く、1カ月に退院患者の6分の1を死亡退院が占めることもあります。ぎりぎりまで在宅で頑張った末、入院翌日や3〜4日のうちに亡くなる方も少なくありません。この病棟に長く勤務している医師の話では、死亡退院される患者さんの数は年々増加傾向にあるそうです。スタッフのなかには、夜勤のたびに患者さんを看取り、死後の処置をしている者もいます。

● やりがいを感じられないスタッフたち

　先日、スタッフを対象に中間面接を行いました。勤続2〜3年のナースからは、「患者さんが元気に退院していく姿が見られず、やりがいを感じられない」と言った声が多く聞かれ、異動を希望する声もあがりました。また、勤続5〜6年の中堅ナースたちからも、「看護師を続けていく意味が見出せない」といった言葉が聞かれ、なかには退職を考えているという者もいました。総じてスタッフに覇気がなく、表情も暗いように感じました。
　高齢の方が多いのですから、亡くなる患者さんが多いのもしかたのない

ことでしょう。団塊の世代が60歳を超え、これからは「多死の時代」とも
いわれていますから、当病棟の死亡退院が減るようなことは考えにくいも
のです。

　私としてはこのような状況で、どうやってスタッフたちのやる気を引き
出せばよいのか、やりがいを感じさせればよいのかと途方にくれています。
当病棟のような状況のもとで看護の醍醐味を実感できるような手立てはな
いだろうかと、師長として悩むところです。

解 説

⠿ 新しい動機づけ理論

　師長として病棟の活性化を目指すとき、スタッフのやる気を引き出し、
高めることは非常に大切なことです。動機づけに関しては、マズローの欲
求段階説など古くから多くの研究がなされ、動機づけ理論として体系化さ
れています。

　最近では、ハーバード・ビジネス・レビュー誌上で、「新しい動機づけ
理論」が紹介されていました。ノーリアら[1]によれば、モチベーションに
は欲動が大きく関係しており、欲動はさらに以下の4種類に細分される
とのことです。

①獲得への欲動——人間は誰しも、幸福感を高める希少な何かを獲得し
　たいという思いに駆られて行動する。この欲動が満たされれば喜びを、
　くじかれれば不満を覚える。
②絆への欲動——多くの動物は、親、血族、種族と結束するが、人間だ
　けは、組織、同盟、国民など、より大きな集団へとつながりを広げて
　いく。絆への欲動が満たされた場合には愛情や思いやりなど前向きな
　感情を、それが満たされなかった場合には孤独感やアノミー（モラル
　の崩壊）など否定的な感情を引き起こす。

③理解への欲動——人間は、自分を取り巻く世界を理解することを欲する。自分の力が試され、成長し、学習につながる仕事を与えられるとモチベーションが高まる。逆に単調な仕事、先が見えている仕事だと、モチベーションが下がる。

④防御への欲動——人間は本能的に、自己、財産、業績、家族、友だち、ビジョン、信念を外敵から守ろうとする。人間の場合、単なる防御に終わることなく、正義を求め、具体的な目標を示し、自分のアイデアや意見を表明できる組織を生み出したいという希望となる。防御への欲動が満たされれば、安心感と信頼感につながる。

「新しい動機づけ理論」に沿って本事例を考えていきましょう。病棟では、死亡退院が多く、スタッフは来る日も来る日も患者を看取っています。このままでは、「幸福感を高める希少な何かを獲得したい」というスタッフの獲得への欲動を高めることが困難といえるでしょう。

では、スタッフにとって、「幸福感を高める希少な何か」とはどのようなものでしょうか。その一つとして、やりがいを感じることのできるビジョンや目標が提示されることをあげることができるでしょう。たとえば、多くの患者を看取るからこそ、「看取りケアの充実」を目標にあげてはどうでしょうか。

死に近づいていく患者の苦痛や不快な症状を緩和し、患者にとっての安楽を提供すること、患者との別れを惜しみ悲しむ家族を精神的に援助すること、家族が落ち着いて患者を看取ることのできる環境を整備することなど、できることがたくさんありそうです。

このような「看取りケアの充実」がなされ、スタッフが自らの看護に納得しやりがいを感じることができれば、そのやりがいはスタッフの「幸福感を高める希少な何か」になり得るかもしれません。

次に、絆への欲動を高めるためには何ができるでしょうか。前述の「看取りケアの充実」という目標のもと、チームづくりを行ってみてはどうでしょうか。師長が個人的に取り組むのではなく、問題意識の高いスタッフ数名で構成するチームとして取り組めば、おのずとチームメンバーの仲間意識が育まれ、目標に向かう気持ちも高まっていくことでしょう。

続いて、理解への情動を「看取りケアの充実」という目標のもとで考え

ます。スタッフが「自分を取り巻く世界の意味を理解する」のを助けるために、これから多死の時代を迎えることや、そこでは看取るという行為が大きな意味をもつことなどをともに考えてみてはどうでしょうか。「看取りケアの充実」を模索するなかで、スタッフの力が試され、成長し、学習につながることが期待できます。

　防御への欲動については、スタッフに「看取りケアの充実」という目標を明確に示し、自由に意見交換しながら模索できる場を設けるとよいのではないでしょうか。「失敗しても大丈夫」「うまくいかないことがあれば、そのときどきで改善していこう」など、スタッフが安心して力を発揮できるようなメッセージを師長として送り続けることが重要です。

> ### リーダーシップ実践のポイント
>
> - スタッフが、やりがいを感じることのできるビジョンや目標を提示する。
> - チームを構築し、スタッフの目標に向かう気持ちを高める。
> - スタッフの力が試され、成長し、学習につながるような機会を設ける。
> - スタッフが安心して力を発揮できるようなメッセージを送り続ける。

引用・参考文献
1) Nohria,N, Groysberg.B, Lee,L E：新しい動機づけ理論, スコフィールド素子訳, ダイヤモンド・ハーバード・ビジネス・レビュー, 33 (10), p.37-40, 2008.

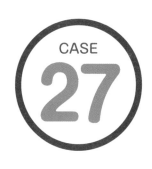

スタッフたちの学習意欲を喚起させることで状況を改善したリーダー

CASE 27

組織の課題を見出したリーダーは、改善に向け導いていかなければなりません。自らが改革の先頭に立つのも一つの方法ですが、組織メンバーの動機づけを高め、メンバー自らが改善に向けて働けるように導いていくリーダーシップも効果的な改善の一手といえます。

増えるせん妄患者

　私は泌尿器科病棟の師長を務めています。半年ほど前のこと、年々せん妄発症が増えてきているように感じていた私は、患者の記録からせん妄発症の有無をリストアップしてみました。すると驚くことに3〜4割の患者が術後せん妄を発症していたのです。これはかなりの数ですから、何とかしなければと思いました。

　ちょうどその頃、当病棟では看護学生の実習を受け入れており、実習指導教員のAさんが頻繁に出入りしていました。そこで私はAさんに何か参考になる文献を紹介してくれないかと頼みました。Aさんは翌日にはいくつかの文献を持ってきてくれました。私はそれらを読んで、自分の認識不足を反省することとなりました。術後せん妄は看護援助で発症予防や重症化予防が可能だと書いてあったのです。また、これまでは自分たちの大変さばかりを考えていましたが、患者にとっては恐怖体験であることも知りました。ますます病棟全体で取り組むべき課題であることを認識しました。

　そこで早速病棟会議の時間を設け、有志の勉強会を実施することを提案しました。勉強会には私を含む関心を示したスタッフ数人が加わり、さらにAさんにも協力していただくことになりました。

● 学習の進行と病棟の変化

　学習が進むにつれ、病棟には少しずつ変化が現れてきました。まず「○○さんは発症しそう」などと、勉強会に参加しているスタッフどうしが患者の言動の変化に注意を向け、話し合う場面が見られるようになりました。勉強会に参加していないスタッフも興味深げに話に加わるようになり、勉強会の参加者もだんだん増えていきました。こうした様子を見計らって、私が文献で紹介されていたスクリーニングツールの使用を提案してみたところ、スタッフたちの声で即導入が決まりました。

　4回目の学習会では実際の事例を検討しましたが、これが大きな転機となりました。事例の患者には、せん妄予防をねらって昼間は寝かせず刺激を与えるようにしていたのですが、そのケアが実際には消耗している患者にさらなる負担をかけ、せん妄を重症化させていることに皆が気づいたからです。これを受けて、中堅スタッフからケアの基準を作ろうという声があがりました。

　せん妄の問題に取り組むようになって半年がたつ今、病棟ではスタッフが医師をつかまえて、点滴やチューブ留置の必要性を質問する様子が見られます。ベッドから降りようとする患者に腕を貸したところ、電話のように耳に当てひとしきり話したら落ち着いたといった体験を話すスタッフ。「そうなんだ。私もやってみる」とそれにこたえる別のスタッフ。

　以前はせん妄が発症すると敬遠しがちでしたが、今では「来ましたね」と受け止め、できたばかりのケア基準に照らして対応します。もちろん、基準をより精緻にしていくためのカンファレンスも頻回に行っています。せん妄発症数が大きく減ったわけではありませんが、スタッフたちの仕事ぶりが以前より頼もしく感じられるようになりました。

⠿ 学習する組織

　本事例は、術後せん妄の発症に困っていた病棟が、ケアに関する理論を学び、ケアの経験知を共有することを通し、学習する組織として成長する過程とその過程における師長のリーダーシップを描いています。

　学習する組織とは、ガービン[1]によれば「知識を創出、取得、解釈、伝達、保持するスキルを持ち、また新たな知識や洞察を反映させるように意図的に行動を修正していくスキルをもった組織」のことです。

　社会や組織を取り巻く環境の変化に、組織が適切に対応し発展していくためには、決まりきったルーチンの仕事を行うだけではなく、組織自体が知を創り出す存在である必要があるといわれています[2]。看護組織においても、もちろんこれは同様です。

　事例の病棟でいえば、高齢の入院患者が増加し、周手術期管理が複雑で困難になっていることが環境の変化にあたります。これに対応するには、これまでの看護のやり方を漫然と続けるのではなく、新たに効果的な看護の方法を生み出し、実践を変化させていくことが必須であり、そのためには学習する組織として成長していくことが必要なのです。

　ガービンのいう知識の創出とは、想像力を働かせたり、状況を深く見つめて出来事の本質を見抜くことによって、新しいアイデアを生み出すことです。事例ではせん妄発症が日常化していた状況で、師長が年々せん妄の発症が増えてきているように感じて発症数を調べ、発症率の高さに解決の必要性を痛感したことに相当します。

　その後、文献で専門知識を得た師長は、自分たちの直面している病棟の問題解決の方法があることを知ります。同時に患者に対する新たな見方も獲得しました。おそらく、これまではナースを困らせる厄介者としてせん妄患者を見ていたと思われますが、知識を得たことで、患者の視点からせん妄を体験することの意味を理解したのです。この時点で、師長はリーダーとして問題解決に大きく動機づけられています。これはガービンのい

う知識の取得と解釈にあたります。

　さらに師長は、自分が得たせん妄ケアの知識と、それが看護にとっても つ意味をスタッフに伝え、知識共有の場として勉強会を立ち上げています。この勉強会で学んだスタッフたちは、自然にせん妄のリスクアセスメントをするようになり、自分の感じ取ったリスクを他のスタッフと話したりすることで、日々の看護実践を変化させていきました。これがガービンのいう知識の伝達の段階にあたります。

　続いて、事例検討で実践を振り返り、理論と実践を関連させて分析することを通して、これまでのケアの考え方を180度転換させる必要性に皆が気づき、ケア基準を作成しました。これは知識の保持の過程を示しています。

:: 知のリーダーシップ

　本事例の病棟スタッフたちは、せん妄ケアの勉強会で共有した知識を意図的に使っているようです。医師と医療処置の低減について話し合ったり、落ち着きのない患者に自分の腕を貸したりといった行動からそのことがうかがえます。そして、こうした行動から感動的な効果が得られることで、「ああ、こういうふうに患者と向き合えばよいのだ」という了解を伴い、スタッフたちは知識を内在化させていくといえます。このようなスタッフの姿勢を引き出した師長は、病棟の看護チームが学習する組織として歩み出すきっかけをつくり、その後の成長過程を促進させる知のリーダーシップを発揮しています。

　次々と生々しい現実が立ち現れる看護の現場では、つい目の前の事象への対応に追われがちになりますが、師長はリーダーとして、目先のことにとらわれず、状況を俯瞰的な視点で見たり、事の本質を洞察する能力が必要だといえます。

　また師長は、新しい知識を得るために大学教員のＡさんを効果的に活用しています。大学教員の多くは理論を知っており情報探索のスキルにも長けています。理論と実践を結びつける力ももっています。Ａさんに加わってもらったことで、勉強会はより理論に基づき、かつ自由で創造的な場と

して展開されたのではないでしょうか。

　師長がスタッフにも部外にも開かれた姿勢でいることは、看護チームに柔軟さ、寛容さの風土を生み出します。事例においては、病棟の日常のなかでスタッフが生き生きと互いのせん妄ケアの体験を共有しあっている様子からも、この風土を見出すことができます。

　さらに師長は、勉強会の実施を提案したり、スタッフの変化を見計らってスクリーニングツールの導入を提案したりしています。一度に多くの提案をせず、まずは動機づけを高めたうえで、準備状態を見計らってタイミングよく次の提案をしたのも、取り組みを成功に導いた秘訣だといえるでしょう。

　こうした知のリーダーシップの要点は、以下の点にまとめられます。

　①状況を俯瞰し洞察する。
　②効果的に新しい知識を得る。
　③知識をチームで共有する場を設ける。
　④学習を動機づけ、効果的に進行するタイミング見極めて新たな課題を
　　提案する。

リーダーシップ実践のポイント

●学習する組織は、新たな知識や洞察を反映させるように意図的に行動を修正していくことができる。
●学習する組織へと発展させるためには、知のリーダーシップが有効に働く。
●知のリーダーシップは、状況の俯瞰・洞察、効果的な知識の習得、知識の共有、時宜を得た課題の提案によって発揮される。

引用・参考文献
1）デービッド・A.ガービン：アクション・ラーニング，沢崎冬日訳，ダイヤモンド社，p.12, 2002.
2）野中郁次郎：知識創造企業（Harvard Business Review編：ナレッジ・マネジメント，ダイヤモンド社，p.36-108, 2000）.

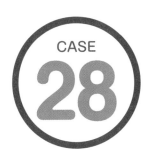

改善の方向性をメンバーに理解してもらえないまま空回りしていたリーダー

24時間365日にわたり継続的に患者さんをみなければならない看護には、チームワークが欠かせません。集団をまとめチームワークを高い水準に保つのに役立つものとして、看護界でも目標管理の重要性がいわれています。目標の本質と目標管理の要点を再確認します。

チームリーダーへの抜擢

　半年前のことでした。師長に話があるからと呼ばれ、チームリーダーをやる気はないかと誘われました。私が勤務する病棟は固定チーム制をとっており、そのリーダーにならないかということです。正直なところ二の足を踏む思いでした。というのも、当時から私が属するチームはうまく機能しているとは言い難い状態だったからです。しかし、師長が私を買ってくれているのだと思い、最終的にリーダーを引き受けることにしました。

　私がこの病棟に配属されて最初に所属したチームは、チームワークがよく患者さんからもよく感謝の言葉をいただいていました。ところが、リーダーを務めることになった今のチームは、私よりも経験のあるスタッフも多く、メンバーが我を通しては互いを非難するような状態でした。私がまとめきれるとも思えず、リーダーになるのに二の足を踏んだのです。それでも、リーダーになったからには最初のチームのようになることを目指して頑張ろうと思いました。

退職するスタッフの一言

　チームリーダーに就任した私は、まず、チームの現状を話し合おうとチームミーティングを開催しました。私なりの現状分析を述べ、コミュニケー

ション不全の状態にあると自分の判断を提示しました。メンバーに意見を求めましたが、ほとんど発言はありませんでした。しかたがないので、私が「チームワークをよくする」という目標をあげ、ミーティングを終えました。

　その後、私は目標の達成しようと、ミーティングの回数を増やしたり、仕事の後、みんなを食事に誘ったりしました。しかし、ミーティングの場が活性することはなく、いつも私だけが話して終わるような状況でした。食事会への参加者もだんだん減っていきました。反対にメンバー間の陰口は多くなり、誰もが自分の決められた業務をやるのみというような状態になりました。そして年度末、メンバーの退職や異動の希望が多く出され、チームは壊滅状態になったのです。

　私は、退職を決めたというメンバーに話を聞かせてもらいました。大して話をしてくれたわけではありませんが、「リーダーが何をやりたいのかまったくわかりませんでした」という言葉には、頭を殴られたような気分でした。

　「チームワークをよくする」という目標の意図はみんなに伝わっていなかったようなのです。私があんなに一生懸命頑張っていたというのに……。

解　説

公式な集団のあり方

　私たちは、一人では生きていけない社会的な存在であり、そのために集団を形成します。

　ロビンスは、集団の性質には大きく分けて公式な集団（フォーマル集団）と非公式な集団（インフォーマル集団）があると言っています[1]。

　公式な集団とは、組織の枠組みによって定められた集団です。業務の内容が規定されており、それを達成するためのタスクグループやワークグループが形成されます。組織目標が決められ、メンバーは目標を達成する

ことが求められます。

　対して、非公式な集団は構造化されておらず、規定もありません。主に社交的な集まりであり、趣味を媒介にしたり親睦を目的として集まり情報共有を行うものです。いわゆる組織性には乏しく、よって組織目標は存在しないか緩やかなものです。

　本事例のチームは、病棟の看護チームなので公式な集団ということになります。チームリーダーは「チームをよくする」という目標を立てました。でも、「チームをよくする」とはいったいどういうことを指すのでしょうか。メンバーの仲がよくなればチームがよくなる——確かにそうかもしれません。しかし、仲がよければ公式集団としての目的は達成できるのでしょうか。

　公式な集団はもともと目的があって結成されるものであり、その目的を果たすことでチームの結束、メンバーの動機づけが増し、チームワークがよくなるのです。つまり、目標の達成が公式なチームの存在意義になるのです。非公式な集団のように、チームの親睦を深めようと集まっているわけではありません。

　かといって、みんなで食事に行くような必要はないわけではありません。コミュニケーションの良し悪しは目標達成に大きな影響は与えますから、リーダーがこの機能を調整することは重要なことなのですが、それがすべてではないのです。

∷ 集団凝集性と集団効力感

　メンバーが互いに引きつけられ、その集団にとどまるよう動機づけられる程度を凝集性といいます[2]。集団の凝集性が高いほど、メンバーは集団の目標に向かって努力します。よって、凝集性の高い集団は凝集性の低い集団よりも生産的です。しかし、たとえ凝集性が高くても組織目標がはっきりしなければ、生産性は低くなります。

　バンデューラ[3]は、自己効力感だけでなく、集団レベルにおける効力感、すなわち集団効力感についても論じています。集団のメンバーは、自分たちが問題を解決し、継続的な努力を通じて活動を改善できるという感覚を

備えていることが重要だと指摘しているのです。

　チームとして自分たちはできるのだという信念や確信は、チームの凝集性と密接に関連しています。特にチーム形成初期には、相互依存できる成員から構成される必要があり、そのためにも明確な目標設定が必要になるのです。この点で、明確な目標を提示できなかった事例のチームリーダーには手抜かりがあったといえるでしょう。

⠿ チームの目標設定

　ドラッカー [4)] は、部下の動機づけの手段として目標を利用することを目標による管理（MBO：Management By Objectives）として提唱しており、そのプログラムの要素として以下の4点をあげています。

　　①目標の限定
　　②参加型の政策決定
　　③明白な期間の設定
　　④業績のフィードバック

　MBOはメンバーが自律的に目標管理に参加してくることを推奨しており、トップダウンだけでなくボトムアップの効果ももつものです。とりわけ目標設定に関しては、目に見え、達成可能で、測定可能な目標を設定することを強調しています。

　ですから、本事例における「チームワークをよくする」という目標は、専門職からなる集団の動機づけとしてはきわめて弱いことがわかります。抽象度が高く、目標が達成されたかを評価する基準があいまいなため、目標の限定ができないのです。退職するメンバーに、「リーダーが何をやりたいのかまったくわかりませんでした」と言われたゆえんでしょう。

　また、目標の限定ができていないので、明白な期間の設定もできず、もともと業績も意識していないので業績のフィードバックも望めません。参加型の政策決定という点についても、チームミーティングで目標を定めはしましたが、リーダーの一存であり形式的なものに過ぎません。

こうして確認してみると、残念ながらチームがうまく機能しなかったのも、当然の帰結といえるのではないでしょうか。

> ### リーダーシップ実践のポイント
>
> ●自分のチームは何を果たすために存在しているのか、目標を明らかにする。
> ●チームで成し遂げることを重視し、メンバーのやる気をかき立てる目標を掲げる。
> ●具体的で、一定の期限のうちに達成できる目標をメンバーと共有する。
> ●評価は定期的にメンバーにフィードバックし、チームでやり遂げることができたことを共有する。

引用・参考文献
1）ステファン・P・ロビンス：組織行動のマネジメント―入門から実践へ，永井裕久，他訳，ダイヤモンド社，1997.
2）M.A.ホッグ：集団凝集性の社会心理学―魅力から社会的アイデンティティへ，広田君美，藤沢等監訳，北大路書房，1994.
3）アルバート・バンデューラ編：激動社会の中の自己効力，本明寛，野口京子監訳，金子書房，1997.
4）P・F・ドラッカー：マネジメント―課題，責任，実践・上―ドラッカー名著集13，上田惇生訳，ダイヤモンド社，2008.

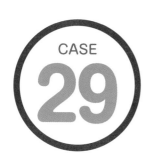

看護提供体制の変更によって
病棟のチームワーク向上を
図ったリーダー

組織はたいてい改善の余地をもっています。しかし、改革に乗り出すのは一筋縄ではいきません。思いばかりではだめであり、また一人きりでできるものでもありません。綿密な状況把握と分析、さらには改革の後押しをしてくれる味方を得ておくことが欠かせません。

● **まとまりのない病棟**

　私は昨年から、慢性疾患とリハビリテーション中の患者が多く入院している病棟の師長を務めています。脳外科や整形外科のリハビリテーション中の患者が多く、急性期の重症患者はいないので、食事介助や排泄介助などの業務が中心です。

　実はこの病棟に異動してきた当初から気になっていたことがありました。以前働いていた病棟に比べると、この病棟のスタッフたちはまとまりに欠ける気がしてならなかったのです。新人が多かったり、中途採用者やパートタイムのスタッフなどさまざまな立場のスタッフが入り混じっていることが原因の一つではないかとも思いました。たとえば、パート勤務のスタッフは退勤時間になれば、業務が途中でも帰ってしまっていました。その分の業務も引き受け残業することになるスタッフたちは、しかたのないことと思いながらも内心は面白くなかったことでしょう。それに輪をかけて慢性的な人員不足の状況です。業務に追われるあまり、患者に満足のいくケアができていないという思いがさらなる疲弊を生んでいるのではないかとも考えました。

　どうしたら今の状況を変えることができるかと思案した末、看護提供体制を変えてはどうかと思い至りました。当病棟ではチームナーシングとー

140 ● Section 2

部受け持ち制を併用していたのですが、そうしたことが業務効率やチームワークの乏しさの根源にあるのではないかと考え、固定チームにすることを考えたのです。

新体制の提案

　私はまずこの案を以前からこの病棟にいる主任に相談しました。主任も病棟の問題点を気にしていて、たびたび解決策はないかと2人で話し合っていたのです。主任からも賛成が得られ、継続して患者を受け持てるように、また、チーム内で助け合って業務を行えるように、スタッフを2チームに分けて固定するという案が固まりました。

　そのうえで病棟で中心となって働いてくれているスタッフの意向も聞こうと、スタッフ数人にこの案をもちかけ、同時に現在の業務への意見を聴取しました。不満がいろいろ出てきましたが、最終的には自分たちの専門性について目標をもてずにいる点に集約されたといえます。あがった不満や意見を解消するために新体制への変更について是非を問うと、特に異論は出ず、むしろ前向きに協力してくれそうな雰囲気が生まれました。

　こうして、主任と中心的なスタッフの了解を得たうえで、スタッフ全員に体制の変更を伝えました。なかには、負担が増えるのではないかという声や、何がどう変わるのかわからないと不安を訴える新人スタッフもいましたが、実行するなかで不都合があれば調整していくことにし、納得してもらいました。

　新体制になって数カ月。病棟の忙しさは相変わらずですが、互いに声をかけ合ったり、非常勤のスタッフも時間が許すかぎり協力してくれるなど、以前に比べればだいぶチームワークが整ってきたようです。また、患者さんを継続してみるようになったことで、自分たちのケアのレベルを上げようと積極的に取り組む動きが出てきました。

　たとえば、昨日は理学療法士とのカンファレンスがありました。リハビリ中の患者が多いから、リハビリ職との情報交換を密にしようというスタッフの声で企画されたものです。以前ならスタッフからこのような提案が出るとは考えられませんでしたから、これも新体制の効果の一つといえそうです。どうやら病棟改革は成功だったようです。

⠿ リーダーとしての状況診断

　自分の部署の改革を実施しようとする場合は、状況診断と実施の領域において技能・知識・経験をもたなければならないといわれています[1]。

　状況診断の段階で要点となるのは、以下のような点です。

①ポイントを的確に探り出す。
②組織を取り巻く環境の動きを察知する。
③観察やデータ収集に効果的な方式を定める。
④データ処理、解釈の方法を考え出す。

　変革の過程は問題の確認から始まります。このようであってほしいと望む理想と、実際の姿である現実との間のギャップを状況のなかに見てとったときに問題が立ち現れます。問題が確認されたら、その問題が現れている状況を分析し、診断していくことになります。状況診断にあたっては、誰の視点で状況を見るのかを明確にしておく必要があります。

　本事例の師長は、病棟を熟知している主任に自分の改革案を明かすことで、主任から多くのことを引き出しています。主任が考えている病棟の問題や課題を聞き、主任が現状をどのように分析しているかを確認したのです。このとき、主任の気持ちやジレンマを吸収するだけでは十分な診断材料とはなりません。なぜ状況を改善したいと考えているのか、どのように変えたいと思っているのか、なぜこれまで改善できなかったのかといったことを具体的に聴取する必要があります。リーダーとしての視点から状況を診断し、問題を確認しようとしているのです。

　そのうえで、師長自身の考えについても十分説明し、主任の意向が反映できるような提案をすることで合意していくことが大切です。師長と主任というリーダー間でどのような病棟に変えていきたいのかを共有し、明確にしておきます。

また同時に、看護提供体制や業務遂行上の具体的な問題点について、事実とそれに関係するデータをまとめます。たとえば、病棟の平均在院日数、看護計画の立案率、業務が繁忙な時間帯、申し送りに要する時間、スタッフの経験年数や正規職員の数、チームリーダーとなるようなスタッフがいるかなど、数値で表される事項や行っている看護ケアの具体的な内容などを検討するのです。ただ漠然と、現在の体制に問題があるから異なる体制に変えるというのでなく、現在の看護体制の問題点を明らかにしたうえで、固定チームナーシングへの変更が有効と判断する必要があります。

　状況診断が必要なのは現状についてだけではありません。看護業務量の時間的な変化、患者や医師とのかかわり方の変化、チームリーダーとして期待できるスタッフなど、変革後の質的・量的な変化を予想しておく必要があります。このとき、新水準をどこに設定するのかが成功の重要な要素となります。理想ばかり高くても、スタッフたちはそのギャップに不全感をもつことになってしまうでしょう。そのためにも、確実に成功できる水準を設定する必要があり、現状の分析とともに、新体制での質的・量的な状況の予測が欠かせないのです。

　改革はリーダーの思いばかりで実行したのではうまくいきません。現状を把握し、移行後の状況を予測し、現実の業務や看護ケアの質について言及できるくらいの情報収集能力と、得た情報を診断する能力が必要なのです。

⠿ 推進力と抑止力のバランス

　レヴィンが提唱するフォースフィールド・アナリシスは、状況診断の技法です。変化を起こすときに、どの程度の追い風と抵抗があるかを判断するのに役立ちます。

　レヴィンはどのような状況にも推進力 (driving force) と抑止力 (restraining force) が働いており、これらの力が起ころうとする変化に影響を与えると考えました。推進力とは、状況をある方向に推し進めようとする力で、変化を誘発するとともにその変化を持続させようとする傾向をもちます。一方、抑止力は推進力を抑制する方向に働く力です。この力の均衡、推進力

と抑止力の関係のバランスによって、状況が向上することもあれば低下することもあるというわけです。この推進力と抑止力について考えることが状況診断の助けになり、実践を可能にしていきます。

　本事例の場合、師長は自分よりも以前からこの病棟の問題点を認識している主任を巻き込みました。つまり、主任の力を推進力としたのです。また、病棟で中心的に働いているスタッフ数人からは、業務に対する負担感や不満を聴取することで、そういった要素がどの程度の抑止力になるのかを判断しています。その結果、スタッフたちも自分たちの専門性を高めたいというニードをもっていることを知り、これも推進力として取り入れたのです。

　改革を一人で実行するのは難しいものです。自身の身の回りの勢力が推進力となるのか、抑止力となるのかを見極め、できることなら推進力に取り入れるような働きかけをしておくことで改革の成功率も高まるといえるでしょう

リーダーシップ実践のポイント

- ●状況を診断し、問題の核心に迫る。
- ●看護提供体制に関する知識をもち、その有効性について判断する。
- ●想定した新水準の結果を予測する。
- ●推進力と抑止力を見極める。

引用・参考文献
1）P.ハーシィ，K.H.ブランチャード，D.E.ジョンソン：行動科学の展開―入門から応用へ　人的資源の活用，山本成二，山本あづさ訳，生産性出版，2000.

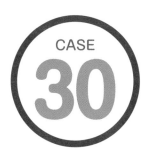

スタッフの意向を尊重して
病棟改革を進めたものの
成果が得られなかったリーダー

改革は取り組めばいいというものではありません。成果をあげるためには、入念な準備とともにリーダー自身が高い動機づけをもつことが大切です。またその実務をフォロワーに任せるのであれば、十分な意思の疎通と意図する方向へのリードを図る必要があります。

● 残業が多い病棟

　当病棟は脳外科の患者さんが多く、院内では比較的入院日数の長い方々が集まっているので、一部プライマリナーシングを取り入れています。また勤務は二交代制で、2チームに分かれて業務を行っています。

　私がこの病棟の師長になって2年になります。もともとスタッフから主任になったのが6年前。前任の師長が異動になったことで、私が師長を任されました。師長としての私は十人並みといったところでしょうか。てきぱきと指示を出してみんなを引っ張っていくというタイプでないことは自覚しているので、課題はみんなに投げかけ、みんなで決定したことを認め、スムーズに運ぶように支援することが私なりのやり方だと思っています。

　当病棟は長年にわたり、スタッフの残業が多いという課題を抱えています。有効な解決策が見出せず、……というよりは業務の煩雑さに追われて根本的な解決を図ってこなかったのが実状ともいえ、もはや残業が常態化していました。病院が7対1看護体制を取得した時に、当病棟もスタッフを2名増やしてもらいましたが、結局それも残業時間の軽減にはつながりませんでした。

スタッフ提案の改革案

昨年度末の病棟状況の報告をした際、人を増やしたのに残業が多いままなのを改善できないのかと上層部から言われてしまいました。そこで今年度は業務改善を年間目標に掲げ、準中堅スタッフ数人を業務改善担当に任命し、改善すべき点を検討し改善策を提案してもらうことにしました。若い世代に自分たちの問題としてとらえてもらい、自ら解決策を検討してもらったほうが実行力が上がるだろうと考えてのことです。

スタッフたちは業務終了後に集まるなどしていろいろ検討してくれたようです。2カ月ほどで問題点と改善策が出てきました。それによると、これまでプライマリナーシングを重点に日勤をしていたために個人プレーが多く、そのために互いの業務の進行状況がわからず、結果として協力体制ができていなかったとのことでした。そして改善策として、日勤帯も夜勤帯と同じように2チームに分け、チームリーダーをおくことが提案されました。ただ、プライマリナーシングは続けていくので、申し送りはそのまま存続させたいとのことでした。私は業務改善担当のスタッフが検討した結果だし、そう悪くない案だとも思ったので、その案を実行に移すことにしました。

現在、改善策を実行して4カ月ですが、ある面では効果がありました。たとえば、業務の進行状況が互いにわかるようになったので、中堅スタッフが後輩たちの指導に積極的にかかわるようになりました。ただし、肝心の残業時間の軽減には至っていません。中堅スタッフが若手の指導に時間を割くことになってしまっているために、業務終了時間は今までと大差ない状況となっています。

解説

∷ リーダーの改善への動機づけ

機能別看護体制、チームナーシング、固定チームナーシング、プライマ

リナーシング、モジュール式など、看護提供体制はさまざまにありますが、それぞれ一長一短の特徴をもつものです。ですから、看護提供体制の変更を検討する際は、それぞれの提供体制のメリット・デメリットを理解し、実際の現場に最も適したものを選ぶ必要があります。そのためには、①業務内容（直接業務か間接業務か）と業務量の把握、②提供される看護ケア量（直接業務の量）、③多く業務が発生する時間帯（病棟で多い検査の種類や医師の指示、医師とともに実施する処置の時間）などを十分把握してから着手する必要があります。

　また、現在の提供体制のどこにどのような問題点があるかを見極めることも不可欠です。加えて、病棟の構造や患者の特性、入院期間や退院後の患者の動向、スタッフの経験年数や看護実践能力などチームとしての力も考慮しなくてはなりません。

　本事例の師長は、病棟が残業時間の軽減という課題を抱えていることは認識していますが、残業が常態化しているためか、自ら改革しようと考えていたわけではないようです。改革に乗り出したきっかけは、上層部から改善を求められたためでした。

　看護管理者は、何を指摘されても冷静に受け止め、その根本となる原因を自分で考えることが必要です。業務がなかなか終わらないことについて管理者の視点で、もともとの業務量や個々の実践能力の把握とその適切な配分がなされているかなど、原因となっていることが明確にならなければ解決の道は見えてこないのです。

::: リーダーによる明確な指示

　リーダーシップの定義の一つに、集団に目標達成を促すように影響を与える能力というのがあります[1]。

　リーダーはスタッフに課題を提示し、目標を達成するように支援していきます。課題に取り組むにあたり、リーダーは方針を示す必要があります。

　ところが本事例の師長は、スタッフ数人を業務改善担当に任命したきり、実際の検討には参画しなかったようです。スタッフ自ら解決策を検討したほうが実行力も上がるだろうと考えてのことだとは言っていますが、

見方を変えればリーダーとしては少々無責任なようにも思われます。

　また師長は、改善すべき点を検討し改善策を出すようにと指示したために、担当スタッフたちが考えた改善策は、残業時間を軽減するという意図とは離れたものになってしまったようです。つまり、どのような点を改善するのかを示さず、ただ改善を指示したのですから、スタッフたちは、互いの業務の進行状況がわからず、若手の指導が十分にできていないという自分たちなりの課題の改善策を検討することとなってしまったのです。

　師長にとっては上層部に命じられた残業時間の軽減こそが課題だったのですが、残業が常態化しているなか、スタッフの立場では、残業時間の軽減は二の次として認識されていたということでしょう。師長は、業務改善担当のスタッフと十分に意思疎通を図ることはもちろん、任せきりにするのではなく、指導をしながらともに判断していく必要があったのです。スタッフのニーズや成熟度を考慮し、サポートするのもリーダーの重要な役割なのです。

　師長は自分の部署でどのような看護ケア提供していきたいのか、また患者の疾患や重症度を考え、どんなスタッフに成長してほしいのかなどを常に考えていく必要がありました。特に提供体制や病棟運営にかかわることを検討するときは、どのスタッフに何を担当してもらうのかが重要なカギになります。また、師長のビジョンはスタッフにも受け入れられることが大切です。スタッフ全体で同じ方向を見ることがよいチームづくりにつながっていくのです。

リーダーシップ実践のポイント

● スタッフに自分の考えやビジョンを伝える。
● スタッフと十分にコミュニケーションをとる。
● スタッフの成熟度を考慮し、適切に業務を配分する。

引用・参考文献
1）P.ハーシィ，K.H.ブランチャード，D.E.ジョンソン：行動科学の展開—入門から応用へ　人的資源の活用，山本成二，山本あづさ訳，生産性出版，2000.
2）井部俊子，中西睦子監：看護組織論，日本看護協会出版会，2004.

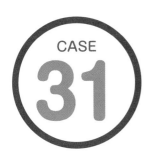

新人スタッフの休職に対し 関係者に配慮しながら 問題解決へと導いたリーダー

リーダーシップにはいくつかのスタイルがあるとされます。リーダーは自身の性向なども鑑み、自らのスタイルをある程度イメージしておくことで、時機を得たリーダーシップを発揮しやすくなります。また、時には複数のスタイルを組み合わせることも効果的です。

● **新人スタッフの休職**

　私は4月の異動で、この外科系病棟の師長に就任しました。師長としての私は、みんなを引っ張っていくよりは、調整役になりながらチームにとってみんなが納得できる結論を導いていきたいと思っています。

　当病棟は今年、6名の新人スタッフを迎えたのですが、5月の連休が明けた頃から2人の新人が病院に来なくなりました。来なくなる前に、「毎日つらい」「仕事が大変」との訴えが何度かあり、私も気にかけてきたつもりです。しかし具体的な理由は聞けず、しばらく話を聞けば変わったそぶりも見せず業務に戻っていたので、まさかこんなことになるとは思ってもいませんでした。この件を看護部に報告したところ、リエゾンナースに対応してもらうようにと指示を受けました。

　そんな折、師長会議に出ると、同じような問題が多くの病棟で起こっていることを知りました。出席していたリエゾンナースからは、何が新人を追い詰めているのかが説明されました。それによれば、チーム内での居場所ができないうちに先輩スタッフから厳しい指導を受けると落ち込んでしまうのだそうです。そのようなときは師長の判断で休ませたりせず、リエゾンナースと相談のうえで対応することが看護部長からも指示されました。

多方面に配慮した対応

　新人たちはリエゾンナースと面談をしたうえ、しばらく休職することが決まりました。看護部の指示もあるので、休職中の面談などの対応はリエゾンナースに任せることになりました。

　新人スタッフの休職が決まって、何とか病棟が落ち着きを取り戻した頃、リエゾンナースが新人スタッフの話をフィードバックしてくれるとのことで話を聞きました。それによると、新人たちは厳しいことを言う先輩スタッフに萎縮し、緊張して毎日を過ごしていたようだとのことでした。確かに思い当たるスタッフが数人います。でも、本人たちは悪気があってのことではないでしょう。しかし、それが新人たちの休職を招いているのだとすれば、そのことを知っておいてもらったほうがよいと考えました。

　そこで、リエゾンナースに病棟ミーティングに来てもらい、新人への対応についてスタッフ全員に話をしてもらいました。内容に思い当たるスタッフは落胆した様子だったので、そのスタッフには、指導を熱心にしていたことを評価するとともに、リエゾンナースのアドバイスを前向きに受け止めて、病棟全体として対応を考慮していこうと話しました。

　新人を除くスタッフたちで対応を話し合うことになり、私は今までと大きく指導のしかたを転換する必要があることを示唆しました。その話し合いではオリエンテーションプログラムのあり方に焦点が当たり、今までのような詰め込み型のプログラムでは無理があるということになりました。そして、これまでは規定のオリエンテーションプログラムに沿うことを第一として指導していましたが、病棟独自の判断で個々の特性を考えながら緩急をつけて対応することにしました。出勤している４名の新人スタッフにはていねいな指導を行うことでも意見が一致し、今まで以上に頻繁に声をかけたり、体調や食事などにも気を配っていくことをスタッフたちで確認し合いました。

　最近ではようやく事態も落ち着いてきたようです。休職していたスタッフの１人の復職も決まりました。ブランクができてしまいましたが、それを引け目に感じないように今度こそしっかりサポートしていこうと病棟中で対応を話し合っているところです。

解説 いざというときに迅速かつ的確なリードができるように、自身のリーダーシップスタイルを把握しておく

前向きなリーダーシップの4タイプ

ゴールマンは、自身が提唱する心の知能指数（EQ：Emotional Quotient）を活かしたEQリーダーシップの概念において、前向きなリーダーシップとして以下の4つのタイプをあげています。

①ビジョン型——変革のための新たなビジョンが必要なとき、または明確な方向性が必要なときに適している。
②コーチ型——個人の長期的才能を伸ばし、パフォーマンス向上を援助するときに適している。
③関係重視型——亀裂を修復するとき、ストレスのかかる状況下でモチベーションを高めるとき、結束を強めるときに適している。
④民主型——賛同やコンセンサスを形成するとき、また部下から貴重な提案を得たいときに適している。

これら4種類は業績を向上させる共鳴を起こすとゴールマンは述べています[1]。いろいろな活動が調和して独自のリーダーシップスタイルとなり、それが共鳴につながるというのです。

状況に合ったリーダーシップスタイル

本事例の師長は、新人スタッフの休職という頭の痛いであろう問題を抱えていますが、それに前向きに立ち向かおうとしています。また、休職した新人スタッフだけでなく、スタッフ全員を同時にサポートしようとしています。
まず師長は事態の把握に努めました。リエゾンナースの手も借りて、新人スタッフの状態を把握すると、新人が休職している間に病棟の体質を変

えようと試みています。リエゾンナースに病棟ミーティングに来てもらい、新人の休職の理由をスタッフ全員に周知しました。そのうえで、休職の原因になったことを自覚しているスタッフには、その頑張りを認めつつ、問題をみんなで解決しようと提案し、話し合いの場を設けています。

　事例ではリエゾンナースの説明が、スタッフたちの認識を変えさせるきっかけになったようですが、こうした客観的な情報や状況を示すデータを示すことが、行動の変化を促すには有効に働くことがあります。リーダーとしては、スタッフに「○○のような行動をとってほしい」と具体的に指示したり求めたりすることも多いでしょうが、問題の根底に何があるのかを理解してもらい、スタッフ自ら納得すれば、それがスタッフの積極的な行動へとつながり、指示した場合以上の成果が得られることも期待できます。

　事例ではチームの立て直しを検討する病棟内での話し合いの結果、次年度のオリエンテーションのあり方を変更することになりました。事前にリエゾンナースの話を聞いたおかげで、スタッフたちは主体的に問題に取り組む準備が整っていたといえます。それをもとに、スタッフたちの意見を取り入れていったのですから、ここには民主型のリーダーシップが働いているといえます。ここには師長が自らのリーダーシップの特性として自覚していた点が現れています。

　一方で、師長は話し合いの冒頭で、自ら大きな変化が必要であることを宣言してもいます。このようにビジョンを示したことで、規定のオリエンテーションプログラムに沿うばかりでなく、個別性を重視した指導をしようという案が生まれてきたといえるでしょう。自分のタイプではないとしながらも、ビジョン型リーダーシップを発揮して牽引役となることで、この問題の解決がスムーズにいったといえるのではないでしょうか。

　どのような状況でどのようなリーダーシップスタイルをとるのかということは、問題の中心にいるときには考えてなどいられません。日頃から理論を理解し、自分のリーダーシップスタイルの傾向を分析しておくことで、適切なスタイルをとることができるのです。

引用・参考文献

1) ダニエル・ゴールマン, リチャード・ボヤツィス, アニー・マッキー：EQリーダーシップ―成功する人の「こころの知能指数」の活かし方, 土屋京子訳, 日本経済新聞出版社, 2002.

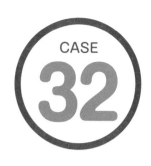

CASE 32 病棟の業務改善のために医師側と交渉を重ねながらも協力を得られずにいるリーダー

リーダーである以上、交渉の場に立つことは避けられません。とりわけ職種間どうしの交渉では、協働が叫ばれていながらも利害が拮抗することがままあるもの。リーダーとして自分たちの立場を守るためにも、有効な交渉のしかたを身につけておくことが必要です。

● 医師への不満

　私は外科病棟で師長を務めています。現在、師長としての私の悩みは、当病棟が他の病棟と比較して時間外勤務が多い点です。悩ましいのはスタッフたちの怠慢というよりも、担当医師との連携のあり方に問題があると思われる点です。

　たとえば、ちょうど日勤と夜勤が交代する時間帯に手術が終わり、患者さんが帰棟してくることがしばしばあります。夜勤のスタッフは規定の業務で手いっぱいなので、日勤のスタッフが患者さんを受け入れ、ご家族へのムンテラに同席し、面会を誘導しなくてはなりません。

　また、医師が朝早く来て、水分出納やバイタルサインのチェック、包帯交換などを行うのが習慣になっているのですが、この補助も夜勤スタッフだけでは対応できないので、日勤のスタッフ数人に早出してもらわざるをえません。もし、この時間帯にオーダー変更の指示などをしてくれるのであればまだよいのですが、医師たちが朝、オーダーを変更していくことはまずありません。では、日中にしてくれるかというと、これも外来や手術で病棟に来ることはめったにないので、必然的に、検査や処方の詳細を確認したり、入院してきた患者の持参薬の確認といった医師がいなくてはできない業務は夕方以降にずれ込みます。これも遅出勤務のシフトをつくっ

て対処していますが、結果として日勤スタッフが相対的に少なくなるので、これで高齢者が多いこの病棟の安全が保てるのだろうかと、スタッフからは不安の声が聞かれます。

● 医師たちの言い分

　こうした現状を何とか変えようと、手術の合間に病棟に来ることができないか、病棟担当のフリーの医師をつくってくれないかと、医師たちには再三改善を申し入れてきました。しかし、「おれたちも人手不足で限界なんだ」の一点張りで、交渉は平行線をたどり、毎回もの別れに終わるばかり。最近では気まずい雰囲気が漂っています。確かに麻酔医の不足で外科医が麻酔を施行しており、手術室に医師要員がとられているので医師不足なのは確かです。医師たちが激務に耐えているのもわからないではありません。

　そうはいっても、私も師長として看護スタッフを守らなければなりません。スタッフ面接のたびに異動や退職の話が出てくるので、引き止めるのも必死です。それでも力及ばず離れていくスタッフがいる状況です。そのためスタッフが安定せず、ひいてはケアの質が保てないために看護のやりがいがもてず、やめていくという悪循環に陥っているかのようです。

（解説）———————————————●

⁝⁝ コンフリクトの功罪

　多職種での協働が叫ばれていながら、他の職種と協働するには時にさまざまな障壁が生じます。特に看護職にとって医師との間のコンフリクト（葛藤）は何とも解決策が見出しにくい永遠の課題といっても過言ではありません。そうはいっても、コンフリクトが存在するか否かは、実のところ知覚の問題によるのです。

　ロビンス[1]は互いの利害や目標が相容れないと感じたときに葛藤が起きると述べています。この説に基づいて考えてみましょう。本事例の師長は

医師に対して不満をもっています。医師が看護スタッフの大変さを理解し譲歩してくれることを望んでいるのですが、医師側はそれにこたえる気はないようです。コンフリクトは、希少性が高いものをめぐり、互いが対立し妨害が起こるときに生じるものですが、この場合は、時間に対して不公平感があることでコンフリクトが生じているといえます。

　悩ましいコンフリクトですが、知覚の問題であるからといって抑制するのは得策ではありません。なぜなら、コンフリクトがもたらすものすべてが悪いわけではないからです。見方を変え、コンフリクトが生じたことで問題が明確になり、目標達成を前向きに転換させるチャンスだととらえれば、コンフリクトは生産的な活動ということになります。

⠿ Win-Winの関係

　本事例の師長は、スタッフの時間外勤務を少なくするために、朝や日中のうちに医師がオーダーの指示や入院患者の処置を終わらせてくれることを求めています。一方、医師たちは人手も足りないことから、師長の言うとおりにはできないと言っています。互いに自らの現状が精一杯であることを主張し、そこから譲ろうとしていないのです。

　医師側には当初コンフリクトはなく、師長の主張によって自分たちが譲歩させられると感じたことで、コンフリクトを知覚したと考えられます。

　一般に、リーダーは交渉するとき相手にどう譲歩させるかを考えます。すなわち、自分が勝者、相手が敗者になることが重要であり、相手の陣地にどれだけ入り込めるかが目標となります。本事例の場合、医師が時間をやりくりして日中にオーダーを出してくれるようになれば、師長の勝ち、医師の負けなのです。

　このように勝者と敗者が生まれる交渉のかたちはWin-Loseの関係といえます。しかし、医療現場のように協働が必要とされる場で勝敗が分かれるというのはやや問題です。その場の勝負はついたとしても必ずしこりが残るはずです。ナースたちは医師たちとこれからも仕事を続けていくのですから、そのしこりが今後の障害になりかねません。

また交渉が決裂し、互いが感情的にこじれ、信頼関係が失われては、Lose-Loseの交渉になり何も生まれるものはありません。このような交渉をしたのでは、病棟の環境はますます悪化するでしょう。リーダーとして失格です。

　こうした関係に対し、コヴィー[2]が推奨しているのがWin-Winの関係です。一方だけが勝とうとするのでなく、相互の利益を求めて交渉し、互いに満足できる合意点や解決点を導き出すというものです。これには、勝つか負けるか、食うか食われるかという二者択一でなく、最初の目標に固執せず新しい価値観を生み出そうとする考え方が必要となります。

　本事例の場合、医師側にはオーダー変更につながらない水分出納やバイタルサインのチェックは、日中に移動してもらうことで朝の仕事量を減らすことを納得してもらってはどうでしょうか。一方でナース側は、日勤の開始時間を1時間遅らせ、時間外勤務をせずに夕方の要員を満たし、手術後の患者のオーダーや処置に備えることでWin-Winな成果が得られそうです。

リーダーシップ実践のポイント

- コンフリクトはストレスにもなるが、改革の糸口であるとポジティブに考える。
- 交渉を行うときに、自分だけの利益を求めると、将来に禍根を残すことになる。
- 交渉の場では、自分が利益を得るか、相手に利益が渡るかではなく、両方にとってよい結果を探す。

引用・参考文献
1) ステファン・P・ロビンス：組織行動のマネジメント―入門から実践へ，永井裕久，他訳，ダイヤモンド社，1997.
2) スティーブン・R・コヴィー，：7つの習慣―成功には原則があった！，ジェームス・スキナー，川西茂訳，キング・ベアー出版，1996.

病棟統合という課題を前に
スタッフの不仲という問題を抱え
解決を急いでいるリーダー

新しい役割を任されて意気込んでいるとき、あるいは取り組みの期限が迫っているときなど、早々に成果をあげたい状況ではついつい焦ってしまいがちです。しかし、その焦りがリーダーとしての判断力と実行力を鈍らし、思わぬわなに陥ってしまうことがあるのです。

● 病棟統合の実現に向けて

　私は地方の大学病院に勤めて15年目のナースです。内科も外科も経験し、今は胸部外科病棟で師長を務めて5年目になります。当院では各診療科のセンター化が進んでいて、3カ月後には胸部外科病棟と呼吸器内科病棟の合併が決まっています。キャパシティの大きい病棟になるので、スタッフは今の2病棟のナース総勢30名がそのまま配属されることになっています。新病棟の師長には私が任命されました。

　看護部長から今回の辞令を受けた際、合併のプロジェクトリーダーとして期待されていることをひしひしと感じました。私もこれまでの師長としての経験から、病棟運営に関していろいろ温めてきた変革のためのアイデアがいくつかあり、今回の新病棟立ち上げはそうしたアイデアを実現する大きなチャンスだと考え、気持ちのたかぶりを感じていました。

　病棟合併となるとさまざまな業務が山積みで大変です。間取りの決定、病棟移動の段取り、業務の整理・統合、それを医師や事務職員や患者さんに理解を求めながら進めていかなければなりません。でも、自分の理想の病棟をつくるまたとない機会です。周りから働き過ぎだと心配の声もありましたが、確かにそう言われるのも無理はないほど、このプロジェクトに没頭しています。

周りの方々のサポートもあり、すべてがほぼスムーズに進んでいたこのプロジェクトですが、ここに来て少々頭の痛い問題が持ち上がってきてしまいました。

● スタッフたちのせめぎ合い

　発端は1カ月ほど前のこと。看護スタッフには外科の患者も内科の患者も対応できるようになってもらおうと、病棟間でスタッフの交流を始めたことで生じました。内科病棟のスタッフの一部が外科病棟で、外科病棟のスタッフの一部が内科病棟で働くというシフトを作成したのですが、実際にそのシフトで業務を始めてみると、両病棟のスタッフの間でせめぎ合いが起こったのです。内科ではこのようにやっているから新病棟でも継続するべきだとか、いやいや、それは外科のやり方に合わせるべきだといった具合です。

　おかげでスタッフの結束はとれず、力を合わせて病棟統合というプロジェクトを乗り切ろうという意気込みは見られません。特に、それぞれの病棟のリーダー格のナースがせめぎ合いの最前線で頑張っており、各病棟がそのナースに従っているという状態です。

　病棟統合まであと3カ月しかなく、刻々と時間が迫っています。何とかこの問題に収拾をつけなければいけません。

解 説 ●━━━━━━━━━━━━━━━━●

クイックウィンのわな

　新任マネジャーに関する調査を行ったヴァン・ビューレンとサファーストーン[1]はその調査結果から、新任マネジャーは自分の能力を周囲に認めさせようと焦るあまり、クイックウィン・パラドックスに陥りがちだと述べています。

　クイックウィンとは新任早々に何らかの成果をあげることであり、ク

イックウィン・パラドックスはクイックウィンにとらわれるあまりに陥る
わなといえるでしょう。

　さらにヴァン・ビューレンとサファーストーンは、クイックウィンは追
求すればするほど成功から遠ざかるものであり、このつまずきの端緒と
して、①隘路に入り込む、②批判を否定的に受け止める、③威圧的である、
④拙速に結論を出す、⑤マイクロマネジメントに走るといった問題行動が
現れるとしています。

　ちなみにマイクロマネジメントとは、ビジョンや、組織の目標をフォロ
ワーと共有せずに、ビジョンや目標から外れた行動をとることを懸念する
リーダーが、先回りしてマネジメントに走ることをいいます。

:: チーム力を活かす集合的クイックウィン

　本事例の師長からは、病棟統合プロジェクトに対する並々ならぬ意気込
みが感じられます。これまで順調に進んできたのに問題が生じ、統合の期
限が迫るなかでいまだ解決がつかず、少々焦りを感じているようでもあり
ます。しかしここで焦っては、拙速に結論を出すことになったり、あるい
はマイクロマネジメントに走るなど、クイックウィン・パラドックスに
陥ってしまいます。

　ビューレンらはクイックウィン・パラドックスを打ち破るには、チーム
の力を最大限に活用する集合的クイックウィンが有効だとしています。集
合的クイックウィンでは、リーダーは自分のアイデアを実現したり、自分
の評価を上げたりすることに集中するのではなく、チームをうまくまとめ
ることに注力します。では、本事例における集合的クイックウィンのあり
方を考えてみましょう。

　病棟統合のプロジェクトにおいては、部下たちを当事者にする必要があ
ります。まず、せめぎ合いの最前線となっているリーダー格ナース2人に
プロジェクトの中核的役割を担ってもらうのがよいでしょう。2人とまず
はブレーンストーミングを行い、部下たちが病棟統合に関して感じている
思いを吸い上げます。そして、フォロワー一人ひとりの長所や動機、やる
気について知り、プロジェクトを実現する過程でそれらを活かせるよう配

慮します。

　また、師長は十分な経験を積んでいますが、まだまだ学ぶ立場であるという謙虚さも忘れてはいけません。集合的クイックウィンを目指すなら、現場の最前線で働いているフォロワーにアドバイスを受けること、また、上司にアドバイスやコーチングを求めることを躊躇してはいけません。

　病棟統合は一人で行うものではありません。中心に立つのは師長ですが、スタッフらのサポートのもとでなされることを忘れてはいけません。みんなで病棟統合に取り組み成功に導いたという共感を生み出すことができれば、統合後の病棟運営もスムーズに進めることができるでしょう。

リーダーシップ実践のポイント

- 短期間のうちに成果をあげようとすると、クイックウィン・パラドックスに陥りやすい。
- 短い期間で業績をあげる必要がある場合は、集合的クイックウィンを目指すとよい。
- プロジェクトは、フォロワーたちが当事者であるという認識をもって取り組めるよう工夫する。
- 中核的役割を担うフォロワーを選定し、プロジェクトの牽引役を任せる。

引用・参考文献
1) マーク・E・バン・ビューレン、トッド・サファーストーン：クイック・ウィン・パラドックス, ダイヤモンド・ハーバード・ビジネス・レビュー, 2009年3月号, p.96-107.

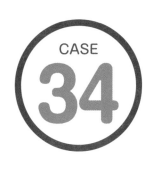

CASE 34 新人の離職という問題に対し組織全体で取り組む空気を醸成し解決に導いたリーダー

変化に直面すると、人は時に抵抗したりもするものです。それが大きな組織を変えるとなればなおさらでしょう。変化と一口にいっても、それにはいくつかのタイプがあります。時期や相手にあった変化を促すことで、スムーズな変化を起こすことも可能だといえます。

相次ぐ新人の退職

　私は看護管理室で採用や人事を担当する師長です。今年は取り組みの成果もあり落ち着いているようですが、昨年の今頃は大変でした。新人の退職が相次ぎ、その対応に頭を悩ましていたのです。

　昨年の4月は新人の採用数も例年並みで順調なスタートを切ったかのように思っていました。ところが早くも4月上旬にある病棟師長から、新人が突然やめたいと言ってきたと相談を受けたのです。その前年も5月に新人の退職がありましたが、その時は個人的な事情があってのことでした。数年前から新人の早期離職が看護界全体の課題としてもち上がっていることは認識していましたし、実際当院でも年に数例は新人が退職しそうだとの報告を受けていましたが、いずれも所属先の師長の対応で退職までに至ることはなかったので、それほど重大な問題とは考えていませんでした。

　しかし昨年は様子が違い、夏が終わる頃には6名の新人スタッフが退職、あるいは休職という事態になっていました。看護管理室内でも今までにない状況に緊急事態であるとの認識が高まり、私が中心となり看護部長との相談のもと、対策を講じることにしました。

取り組みの数々

　まず、何が起こっているのか状況を把握することが先決だと考えました。6名の新人スタッフは異なる部署の所属で、特定の部署に偏っているわけではありません。ということは、看護部全体としての組織的な取り組みが必要と判断し、この事実を師長会で詳細に報告しました。それとともに、問題なく勤務している新人の様子を確認し、臨時にオリエンテーションを行うよう依頼し、その結果を報告してもらうことにしました。

　また、私が主導する対策プロジェクトチームを設置し、メンバーとなる有志を募りました。問題が発生している部署の師長は全員が加わり、ほかにも数人の師長が立候補してくれ具体的な検討を始めました。

　プロジェクトチームでは数回にわたりミーティングを行いました。各部署からの報告をもとに、新人がやめたいと言い出す前の状況を抽出し、そこから新人が落ち込むような発言をする先輩スタッフの存在がわかったり、業務上のことだけでなく生活全般にわたって面倒を見たほうがよいということなどがわかってきました。新人スタッフだけでなく、プリセプターのあり方にも目が向けられ、プリセプターが責任を感じるあまり、新人に厳しく接して追い詰めてしまう例があることなども確認されました。

　10月には報告からまとめた結果を師長会議で詳しく説明し、各部署で十分に対応してほしいと伝えました。そのうえで、教育担当師長と相談し、次年度のオリエンテーションプログラムの見直しに取りかかりました。毎年細部の見直しはしていたものの、これだけ全面的に見直すのはずいぶん久々のことでした。経過は師長会で随時報告し、意見を募ってはプログラムに反映させていきました。プリセプターにも過度の負担がかからないように配慮し、プリセプター対象のオリエンテーションも入念に行うことにしました。また、新人の離職が病院全体の課題であることを認識してもらうために、看護部のスタッフ全員を対象に説明会を数回開いたり、他職種のスタッフにも状況を伝えたり情報交換の機会を設けるなどして、病院全体で取り組む姿勢を整えるようにしました。

　こうした取り組みのおかげでしょうか。今年度は新人が退職を求めてきたというような報告はまだありません。今年の状況に安心することなく、よりサポート体制を充実させてスタッフたちを見守っていきたいです。

解説

変化のタイプ

　ハーシィとブランチャードによると、変化のサイクルには以下の4つの段階があるといいます[1]。

　　①知識上の変化
　　②態度上の変化
　　③個人の行動上の変化
　　④集団ないし組織行動上の変化

　「知識の変化」については、本で読むことや尊敬している人から話を聞いたりすることでなされるので、概して容易だと認識されています。「態度上の変化」はその背景に感情という要素が入るので、知識の変化より難しくなります。さらに「個人の行動の変化」となると、それまでの習慣や信念の修正を求められることですから、さらに難しく時間がかかります。「集団ないし組織行動上の変化」では、組織全体を通して成員の参画レベルを上げる必要があるので、より時間のかかるプロセスになるといえます。
　一方、変化は参画的変化と規則的変化の2つに分類することもできます。参画的変化とは、個人や集団に知識を与えたところから始まります。その知識を集団が受け入れ、知識に対する好意的態度と積極的姿勢が見られれば、変化は進むことが期待できます。規則的変化とは、業務についての通達や変更点が組織的に出され、それに従うことを要求されるものです。この2つのパターンの順序はどちらがよいとはいえず、状況に呼応した適切なものが選択される必要があります。

知識の変化と行動の変化

　本事例の病院では、昨年度新人スタッフの離職が大幅に増加しました。師長は、問題の本質に迫るために確実な情報を収集しようと、プロジェクトチームで検討することを考えました。プロジェクトチームでは、各部署の師長からの情報をもとに、新人スタッフの離職を招いた要因、離職者が出ない要因を抽出しようと試みています。そのために、問題が生じていない部署の師長にもメンバーに加わってもらっています。

　プロジェクトチームの調査では、各部署の師長たちから収集した情報だけでなく、新人の勤務票や帰宅時間などのデータもあったほうがよいでしょう。新人の業務調査とまではいかなくても、いつどのようなことを学び、どのような業務をしているかなどの具体的なプログラムもチェックします。また、新人スタッフとの面接の時期や回数、面接が必要なときの見極め、プリセプターとの面接の時期や頻度など、具体的なレベルにまで落とし込んで状況を確認します。

　メンバーは離職者を出した部署の師長もいれば、離職者のいない部署の師長もいるので、ミーティングでは、問題が生じていない部署の師長のマネジメントを情報収集しながら学べるという効果も期待できます。実践例に触れることで、新人スタッフへの具体的なサポートにすぐに反映させることができるでしょう。また、プロジェクトメンバーの意見を得ながら、部署レベルでの対策を考えていくことができます。問題が起きていない部署の師長にとっても、問題の起きた部署の話を聞くことで、自部署がまったく安心できる環境なのか、あるいは危機的状況に陥るおそれがあるのかを把握することができます。これに各師長が気づけば、師長個人の行動の変化につながるでしょう。

組織行動上の変化

　ここまで述べてきた内容は、各部署の師長が即時的に自らの部署でのマネジメントに反映できる事柄ともいえます。それも大切ですが、師長が立ち上げたプロジェクト本来の目的は、新人が離職した要因を明らかにし、

病院全体としての解決策を立てることです。

　まず必要なのは、新人スタッフの離職という問題が、特殊な原因で起こっている現象なのか否かを判断することです。一般的な問題なのか、今年度だけの問題なのか、部署ごとに解決できる問題なのかなどをプロジェクトで見極めたうえで、師長は次年度に向けて対策をとる必要性があると判断し、その具体策としてオリエンテーションプログラムの見直しなどに取り組むことにしました。

　組織全体の変化を促すためには、組織の成員すべてに変化が必要な状況であることを認識してもらわなければいけません。それだけに時間を要するものです。そこで、プロジェクトチームのリーダーである師長は、いくつかの手立てを講じています。

　まず、「私のところはうまくいっているから関係ない」などとは思えないように、明らかになった事実を看護師長会で説明し、各部署の師長に問題を認識してもらいました。問題を認識すれば各師長が自部署でそれに応じた対応をしてくれることが期待できます。これによって、ひとまず問題の沈静化がなされるでしょう。つまり、短期的・応急的な対策を実施し、そのうえで根本的・大局的な対策を講じようというわけです。

　根本的な対策とは、オリエンテーションプログラムなどの見直しです。また、それと同時に、看護部のスタッフ全員を対象に説明会を開いたり、他職種のスタッフと情報交換をすることで院内全体の変化へと働きかけていきました。

　この一連の過程では、参画的変化と規則的変化への促しが併用されています。プロジェクトメンバーを募ったり、看護部スタッフへの説明会や他職種との情報交換は、参画的な変化を促すものでしょう。それに、師長会での報告やオリエンテーションプロラグラムの見直しといった規則的変化を組み合わせたことで変化が進み、事態は落ち着きを見せたのだととらえることができるのではないでしょうか。

引用・参考文献
1) P.ハーシィ，K.H.ブランチャード，D.E.ジョンソン：行動科学の展開―入門から応用へ　人的資源の
　活用，山本成二，山本あづさ訳，生産性出版，2000.
2) ステファン・P・ロビンス：組織行動のマネジメント―入門から実践へ，永井裕久，他訳，ダイヤモン
　ド社，1997.

CASE 35 院内の感染管理システムの改善を提案したものの賛同が得られずにいるリーダー

新たな取り組みを始める場合は、たとえそれが妥当なことであっても反対に遭うことがあります。そのために、せっかくの取り組みが頓挫することも多く、こうした悩みは人が集まる組織について回るものです。このような状況はどのように打開できるのでしょうか。

● 感染リスクの高い外来

　私は外来に勤務しています。一昨年、感染管理認定看護師の資格を取得したこともあり、ICN（Infection Control Nurse：感染管理看護師）としてリーダーシップをとることを外来師長や病院の専任ICNから求められています。私もそれは私の役割として当然のことだと思っています。

　とはいうものの、当院の外来は、看護部のスタッフだけで70人以上、加えて1日の患者数は2000人以上にものぼります。正直なところ、スタッフとの兼任でこれだけの人を対象にした感染管理を行うのは、私の能力の限界を超えていると感じています。

　外来は多くの人が際限なく行き交うところであり、非常に感染リスクの高い場だといえます。また、院外から訪れる人はどのような感染症をもっているか予測がつきません。これまで大きな問題が起こったことはありませんが、いつ集団感染が起こっても不思議ではないのです。ですから、感染防止に対するスタッフの機能を高めておく必要があると考えました。そこで私が考えたのは、外来の感染リンクナース組織の拡大でした。

● 思わぬ反対の声

　外来には看護アシスタントもたくさん働いています。彼らは患者に接す

る機会が多く、また、掃除や消毒、検体の運搬なども担っています。私は、看護アシスタントをリンクスタッフに入れることが、感染管理上欠かせないことだと考えました。看護チームとしての感染に対する感度を向上させるしかないと思ったのです。

　ところが、この案を外来の看護カンファレンスで提案したところ反対に遭ったのです。私としては現状を考えれば妥当なことだと思っていたので、反論を受けたのは少々意外でした。

　反対した外来のリンクナースが言うには、「専門性の低いスタッフを活動グループに入れる必要があるのか」「私たちがこれまで一生懸命にやってきたことは何だったのか」とのことです。一方で、後日看護アシスタントの人たちから聞いたところでは、「感染の勉強は何もしていないのに重い責任は負えない」という声もありました。

　他部署のナースからは、外来での感染リンクナース組織の拡大はよい方法だと言ってもらえましたし、私自身も現状ではベストの方法だと思っています。しかし、部署内での私は四面楚歌の状態です。どうしたら、この計画を実行することができるでしょうか。

解説 ●

┇┇ 推進力と抑止力

　レヴィン[1]は、変化を起こすためには、抑止力を弱め推進力を強くする必要があると提唱しています。人は、習慣、安全、未知に対する不安、専門性への脅威、既存の権力関係に対する脅威などを理由に変化を拒みます[2]

　本事例における、「変革に抵抗しようとする力（抑止力）」を分析すると、リンクナースたちは、これまで自分たちが頑張ってきた努力が否定されたように感じ、専門性の低い看護アシスタントと果たして協力できるのかと不安を抱いています。また、看護アシスタントたちは、これまでとは異な

る役割を期待されることから、自分たちの能力で対処できるかと不安を抱いています。いずれにしても、これまでの感染予防策で何らかの問題が発生したわけではないので、スタッフたちはこれまでの習慣を続ければよいと考え、システムを大きく変更する必要を感じていないのです。

　しかし、話し手のナースは、感染管理の知識をもつ者として、未知のウイルスや遺伝子変化を起こした新しいウィルスなどの発生、集団感染に対する対応、グローバルな感染拡大など次々に新しい問題が発生する危険を案じ、変革を行う必要性を感じているのです。これが、「変革を促進する力（推進力）」にあたります。

⋮⋮ 変革の３段階

　レヴィンの変革のプロセスでは、推進力を強め抑止力を弱めることで事象を解凍し、次いで変化（移動）し、さらにこの状況が安定的に持続するために再凍結を行うとしています。現在の状況は、レヴィンの考え方に沿えば均衡のとれた状態といえます。

　コッターら[3)]は、解凍の方法として以下の6つをあげています。

　　①教育およびコミュニケーション
　　②参加
　　③促進とサポート
　　④交渉
　　⑤操作および吸収
　　⑥強制

　事例はまだ改革の提案の段階であり、解凍の試みはまだ行われていません。今後、情報提供や教育、話し合いなどの「教育およびコミュニケーション」、スタッフとともに行う実践、プログラム作成での共同作業などの「参加」などを図ることで変革に効果が出てくることが考えられます。また、期間を区切って導入を「交渉」したり、外来師長、病院の専任ICNなどの正当権力による「強制」によって、このシステムを取り入れる方法もあり

ます。いずれにしても、四面楚歌を打破する手立てはまだまだこれから
です。

ポジティブ面の開発

　コッターらの変革理論はすでに広く広まっていますが、21世紀に入っ
て、新たな変革理論が登場してきています。従来の組織や集団の問題点を
明らかにして改善するといったネガティブ面の解消ではなく、組織や集団
の未開拓な側面に焦点を当てるというポジティブ面の開発であり、POS
（Positive Organizational Scholarship）運動と呼ばれます[4]。

　これは、セリグマン[5]の提唱するポジティブ心理学の登場に影響を受け
たものです。ポジティブ心理学では、これまでの心理学のように、過去の
影響やストレスなどに焦点を当てるのではなく、仕事のやりがいや、熱中、
自己効力感などのポジティブな感情とそれによる効果について考えます。
この組織や集団のポジティブな面を引き出すアプリーシアティブな探究法
（Appreciative Inquiry：AI）は、組織メンバーの自発性や創造性で組織改
革を進めているものです。そのプロセスはDを冠した以下の4つのサイク
ル（4Dサイクル）によって展開されます。

　①発見（discovery）
　②夢（dream）
　③デザイン（design）
　④必然（destiny）

　アプリーシアティブな探究法のねらいは、問題を解決することではなく、
「うまくいっていることは何か」に焦点を合わせ、現状をより向上させる点
にあります。事例では、今現在大きな問題を抱えているわけではありませ
ん。外来に属するナースや看護アシスタントからなる集団のポジティブな
面に注目し、感染を防止する、あるいはより機能的な集団に発展するため
にはどうすればよいかを、集団のメンバーと議論しプランを作成すること
で、変革を実現できる可能性があるのです。

リーダーシップ実践のポイント

● 変革を行うときは、変革された後のイメージを強くもっておく。

● 変革を行うときは、変革を推し進める要因は何か、抑制する要因は何かを見極める。

● 変革とは、問題点を直すというだけでなく、よりよくすることをも示す。

● チームのよいところを評価し、さらなる強化・変革につなげる。

引用・参考文献

1) クルト・レヴィン：社会科学における場の理論，猪股佐登留訳，誠信書房，1981.

2) ステファン・P・ロビンス：組織行動のマネジメント―入門から実践へ，永井裕久，他訳，ダイヤモンド社，1997.

3) ジョン・P・コッター：リーダーシップ論―いま何をすべきか，黒田由貴子訳，ダイヤモンド社，1999.

4) 大月博司：ポジティブな組織変革―POSパースペクティブの可能性，早稲田商学，408, p.1-24, 2006.

5) M・セリグマン：オプティミストはなぜ成功するか，山村宜子訳，講談社，1994.

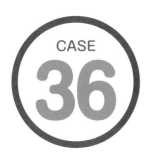

CASE 36　問題点の改善に向けた取り組みでリーダーシップを発揮したスタッフ

リーダーシップはリーダーたる立場の者だけが発揮するものとは限りません。時にはフォロワーがリーダー性を発揮することもあり得ます。それはフォロワーの成長をも導くものですが、その裏にはリーダーたる者のリーダーシップによるサポートが欠かせません。

● **看護部で語ろう会**

　私は入職4年目のスタッフナースです。自分でいうのも何ですが、ごくごく普通のナースだと思います。

　私の働く病院の看護部では、毎月1回「看護部で語ろう会」という時間が設けられています。これは誰でも、何でも看護部長に直接話ができる会ということになっています。でも、別に私は看護部長に言うことなんてありませんから、関係のないものだと思っていました。ついこの間までは……。

　1カ月ほど前の夕方、同期スタッフのAさんに声をかけられました。そして、次回の「看護部で語ろう会」に一緒に行かないかと誘われました。当院では廊下にカーペットが敷かれている病棟があり、Aさんはその廊下をビニール張りに変えてほしいと言おうというのです。

　確かに言われてみれば、以前からカーペット敷きの床はベッドを押すのが大変だなと思っていました。少し前にそれをAさんとこぼし合ったことも覚えています。そんなことがあった手前、私も断るに断れず、Aと一緒に「看護部で語ろう会」に参加することになってしまいました。その時の私は、看護部長に話したところで、どうせ看護師お得意の傾聴のあげく、「それは大変ね。あなたたちの頑張りはわかっているわ」などと言われて終わりだと思っていました。

● 何かが変わった

　「看護部で語ろう会」当日、私は居心地悪く看護部長室のソファに座りました。Aさんがカーペット敷きの不便な点を訴え、部長たちはその話にうんうんとうなずいたり、「そうなの」「確かに大変ね」などと言いながら"傾聴"し、「看護部としても検討します」と言われて会は終わりました。私は内心、やっぱりねって思いました。

　ところが翌日、病棟に看護部長と設備担当の事務職の方が来て、病棟内を見て回りました。さらに1週間ほどしてAさんと私は呼び出され、分厚い見積書を見せられました。そして看護部長は、「あの床では確かに大変そうだと思って、改修のコストを業者に見積もってもらいました。だから、これだけのコストをかけても改修をしたほうがよいかまずは病棟で話しあってください。必要となれば稟議書を書きましょう」と言ったのです。

　びっくりしました。そして、本気で取り合ってくれてたことに胸が熱くなりました。師長さんにもこの話は伝わっており、それから2週間ほどかけ、私たちが中心となり病棟で何度も話し合いました。

　検討の結果、床は張り替えないことになりました。もう少しこのままやってみようという結論になったのです。でも、何も変わらなかったのではないと思っています。私たちが変えないことを選んだのですから。

解説

⠿ セルフリーダーシップとスーパーリーダーシップ

　本事例において、改善を提案した2人はスタッフナースですが、立派にリーダーシップを発揮しています。どのようなリーダーシップかは、マンツが提唱するセルフリーダーシップで説明できそうです。

　セルフリーダーシップとは、「スタッフ一人ひとりが自分で自分をリードできている状態」をいいます[1]。本事例の2人のスタッフナースは、困っている状況を看護部長に訴え、改修費用の見積りをもらい、改修が本当に

必要かどうかを自分たちで話し合っています。この経験が、「私たちが変えないことを選んだ」という思いを導いているといえるでしょう。2人の行動は自律した行動であり、セルフリーダーシップが体現されています。

　ところで、本事例にはリーダー中のリーダーともいえる看護部長も登場していますが、看護部長はどのようなリーダーシップを発揮しているのでしょうか。この点については、同じくマンツが提唱するスーパーリーダーシップで説明できます。マンツは、フォロワーをセルフリーダーシップに導けるリーダーをスーパーリーダーとし、そのリーダーが発揮するリーダーシップをスーパーリーダーシップとしているのです[2]。

　看護部長は、2人のスタッフナースが自分で自分をリードできるように、2人の話を聞き、思いを受け止め、現場に足を運んで状況を確認して業者から見積もりをとったうえで、病棟内での話し合いを2人に任せています。また、話し合いを任せるにあたっては、結果しだいで稟議書を書くことを告げ、その後の対応についても保証しています。

　看護部長は2人の話を聞くだけで、「看護部としても検討します」と告げたきり、師長を通じて結論だけを伝えるようなこともできたでしょう。また、「お金がかかることはできない」「施設を変えることはできない」と突っぱねることも可能だったでしょう。しかし、そのような対応はとらず、2人のスタッフに問題への対応の中心的な役割を担わせることでセルフリーダーシップを引き出しています。このような導き方に、スーパーリーダーシップが発揮されているといえるでしょう。

⠿ 目立たないリーダーシップ

　本事例では、最終的に廊下の改修は行われないことになりました。ですから、2人のスタッフナースの当初の目的はかなえられていません。しかし、スーパーリーダーシップのもとで発揮されたセルフリーダーシップによってもたらされた「自ら選びとった結論である」という思いは、2人を満足させるとともに成長の礎ともなることでしょう。

　リーダーシップはリーダーが発揮するものであるという先入観があると、セルフリーダーシップなどはリーダーシップとして認識されず見過ご

されがちです。ましてや、スーパーリーダーシップに至っては、意識しないととらえることができないリーダーシップとなりそうです。もしかしたら、事例の2人のスタッフナースも、看護部長も自らの行動のなかのリーダーシップの存在に気づいていないかもしれません。

　自分がセルフリーダーシップを発揮したことはなかったか、そして、その陰に、上司のスーパーリーダーシップはなかったかと振り返ってみると、セルフリーダーシップやスーパーリーダーシップもけっこう存在することに気づくのではないでしょうか。セルフリーダーシップとスーパーリーダーシップという双子のリーダーシップは、スタッフを勇気づけ、成長させるリーダーシップといえるでしょう。

リーダーシップ実践のポイント

- ●たとえ、一スタッフであろうとも、自分で自分をリードできているとき、そこにはセルフリーダーシップが働いている。
- ●リーダーは、フォロワーがセルフリーダーシップを発揮できるように導くことが望まれる。
- ●フォロワーの「リーダーシップを発揮できた」という経験の陰に、上司のスーパーリーダーシップがないかと振り返ることで、上司の真のリーダーシップスタイルが見えてくる。

引用・参考文献
1) Manz,C.C, Sims,H.P, Super-Leadership-leading others to lead themselves, Berkley Books：Prentice-Hall Press, 1989.
2) 前掲書1)

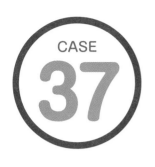

CASE
37

不仲や公私混同の問題を抱えた
病院ボランティアを
まとめるコーディネーター

組織と雇用関係を結び、給与という動機づけがあれば、メンバーは無理が
ないかぎり組織の要求にこたえようとします。しかし、ボランティア組織
や非営利組織ではそうした動機づけがありません。そこには非営利組織の
特性に基づいたリーダーシップが必要とされます。

● **病院ボランティアの立ち上げ**

　私は看護管理室で患者担当をしており、その関係上、病院ボランティア
のコーディネーターも兼務しています。当院に病院ボランティア制度がで
きたのは3年前のことです。病院広報などを通じてボランティアスタッフ
を募集したところ、10名の応募がありました。それぞれと面接したところ、
意欲も素質も十分に思われたので10名全員を採用し、活動をスタートさ
せました。

　私はボランティアの方には、患者さんや病院のためになることをすると
いう路線を外さないかぎり、その自主性を活かし、楽しく活動してもらい
たいと考えました。それには私があれこれ指図するのではなく、自分たち
の創意で活動していくのがいいと思っていました。

　立ち上げ当初は、とにかく何もかも初めてです。私の考えをボランティ
アの方々に話したところ、皆さんも賛同してくれ、いろいろ活動内容の提
案がありました。受付で患者さんへの案内をしてもらったり、廊下を季節
ごとに絵や折り紙で飾りつけてもらうといった現在の活動内容も、ボラン
ティアの方々からの提案で始まったことです。

　とにかく、皆さんとよく話をし、一人ひとりがいきいきと活動できるよ
うに努めてきました。ボランティアの皆さんどうしも短期のうちに打ち解

け、おそろいのエプロンも作り、1人も欠けることなく活動してきました。

● 新メンバーの参加とトラブル

　ところが、今年になって様子がちょっと変わってきたのです。図書室の受付や本の整理という活動が加わったのを機に、新たに5人のボランティアをお迎えしたのですが、どうも新旧メンバーの仲がよくないようなのです。

　創設期からのメンバーが先輩風を吹かせて、些細なことにまでやり方を注意することがあるかと思えば、新たに加わったメンバーのなかには、活動中に知り合いと顔を合わせ、活動そっちのけで世間話に花を咲かせている方もいます。役割分担を決めるときにも、仲のよい者どうしでないと不満を言ってくるような始末です。

　先ほども言ったように、私はできるだけボランティアの方々の自主性に任せたいと思ってきたのですが、さすがに最近では、患者さんの不利益にもなりかねないと思うようになりました。しかも今日は、あるボランティアの方から、「コーディネーターさんにしっかりまとめてもらいたい」と言われてしまいました。

　しかし、下手に注意したのでは、不愉快に思い活動をやめてしまうかもしれないし、どのように関係を修復していったらいいのか困ってしまいます。みんなで仲良く楽しく活動を続けてもらいたいのですが……。

解説

組織へのインセンティブ

　近年では、多くの病院で病院ボランティアが活動しています。看護職のスタッフが取りまとめ役を務めていることも多いようです。本事例は、ボランティアの組織が拡大するにつれて生じたボランティアどうしの関係性の変化や、新しく加わったメンバーの活動に対するコミットメントの難し

さ、そしてボランティアに対するリーダーシップの難しさが示されています。

　専門家として訓練され、組織から賃金をもらって働いている看護職員に対するリーダーシップとボランティアに対するそれとでは、異なる面もありそうです。病院ボランティアに対する効果的なリーダーシップとはどのようなものでしょうか。この疑問を解くには、ボランティアの組織と看護組織との違いを考えてみることが必要です。

　病院ボランティアに参加している人々は非専門職であり、多様な社会的背景や経験をもっています。そして無報酬で活動しています。こうした人々は、病院という組織の成員として目標を達成するためというよりも、他者や社会のために役立つことや生きがいを求めて活動に参加しています。そして互いに平等な関係で結びついており、看護職の組織のように明確な指示命令系統や階層性はありません。

　つまりボランティア組織と看護組織のマネジメントにおける重要な相違点の一つは、組織を構成する人の管理にあるといえます。ボランティア組織は、病院と雇用関係にある看護職とは異なり、賃金という組織に人を引きつけるインセンティブがありません。それぞれが活動を通して満足感を得ることのみが、ボランティア組織にとどまり活動を継続していく力となっているのです。したがって、メンバー間の友好的な関係が継続できるよう関係性を調整することは、個々のもつ力量と希望にあった活動を提供することと同様に、重要なことなのです。

　事例では、新メンバーに対し、創設時からのメンバーが先輩風を吹かせて些細なやり方まで注意する状況があります。これではメンバー間に葛藤関係が形成されるおそれがあります。コーディネーターは注意した側とされた側の間に立ち、感情的なしこりを残さないよう、その日のうちに調整することが大切です。また問題が個人間にとどまらずボランティアメンバー全体に関係する場合には、早い時期に全員参加による話し合いの場を設けたほうがよいでしょう。

非営利組織のリーダーシップ

　非専門職のなかには、公的な活動とプライベートとを切り分けることが難しい人もいます。事例では、ボランティア活動中に顔を合わせた知り合いと世間話に興じたり、活動分担を決める場で、仲のよい者どうしで組むことを希望する人たちがこの例にあたります。

　高石[1]は非営利組織のリーダーシップに求められる特有の機能として以下の2つあげています。

　①組織メンバーの協調を促すために、組織のミッションをメンバーに浸透させる。
　②組織メンバーの貢献を引き出すために、メンバーの活動が組織にとってもつ意味について伝えるとともに、メンバー個人にとって活動がもつ意味を示す。

　本事例のコーディネーターは、メンバーの自律性を尊重し、自由に活動を創出することを大切にしたいと思っています。このような状況では、メンバー自身が病院でのボランティア活動が病院と自分自身の双方に対してもつ意味を深く考えることができるよう、体験をともに振り返り、ボランティア一人ひとりがリクレクションできる場を設けることが得策です。

　また、メンバーが増え組織が大きくなってくると、メンバー間のコミュニケーションは偏りがちになる一方、暗黙の了解で行われていた控え室の使い方や活動中のマナーなどをめぐってルールの共有化が必要になってきます。メンバー間のコミュニケーションの場を設け、全員の合意のもとでルールを決めていけるようなリーダーシップが有効だといえます。

　一般にリーダーシップ行動には、課題に直結した行動と、部下への思いやりや集団としてのまとまりの維持に直結した行動という2つがあるといわれています。そして両方の行動をとるリーダーシップスタイルがさまざまな状況下で有効とされています。

　しかし桜井[2]は、ボランティアは組織の課題達成のために無理をしてまで活動しようとはしないので、より人間的な配慮をする人間軸が優先されると述べています。ボランティア組織におけるリーダーシップについては、

メンバーへの思いやりや良好な関係性を大切にし、まず組織が維持・継続していけるように配慮することが必要なようです。

リーダーシップ実践のポイント

●ボランティア組織の効果的なマネジメントには、ボランティアメンバーの特徴を踏まえたリーダーシップが必要である。

●ボランティア組織のメンバーは、さまざまな背景をもつ非専門家であり、ほとんどが社会の役に立つことや生きがいを求めて参加していて、その関係性は対等である。

●ボランティア組織におけるリーダーシップの特性は、メンバーへの思いやりやメンバー間の友好な関係維持をより優先させることである。

引用・参考文献

1）高石薫：NPOの組織（高木晴夫監：組織マネジメント戦略，有斐閣，p.97，2005）.

2）桜井政成：NPO・ボランティアのリーダーシップ（川口清史，他編：よくわかるNPO・ボランティア，ミネルヴァ書房，p.116-117，2005）.

3）川口清史，他編：よくわかるNPO・ボランティア，ミネルヴァ書房，2005.

4）平松義則，永田祐編著：ボランティアコーディネーターの実践―地域福祉を拓く，久美，2007.

5）筒井のり子：ボランティア・コーディネーター，大阪ボランティア協会，1999.

6）金井壽宏：リーダーシップ入門，日本経済新聞出版社，2005.

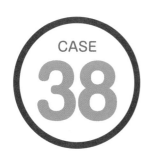

紛糾する議事を仕切り
審議の潮流を読んで
採決をまとめた議長

CASE 38

会議は時に荒れることもあれば、予定の時間を超えて紛糾することもあります。会議の場においてリーダーシップを発揮し、議事をうまく進行していくのは議長の役目です。人数の多少にかかわらず、公平と中立な立場を保持すべき議長のリーダシップの要点を考えます。

● 気が重い議案

私はこのたび、4,000人規模の会議を仕切る議長団の一人に選ばれました。議長団は4人からなり、各自が会議で審議される議案を1つずつ担当することになりました。今回の会議では、私が議長を努める第5号議案がもっとも紛糾すると予想されていました。

というのも、第5号議案は代議員数の削減を提案していたからです。この会議は全国的な組織の総会として開かれるものであり、各県の支部から選出された代議員が本会議での議決権をもつのですが、代議員が減って総会に声が届く機会が減ることに対する不満の声があがることが予測されたからです。

さて、第5号議案の審議が始まりました。審議時間は1時間半の予定です。まず壇上に上がった執行部から議案の主旨が説明され、続いて審議に入ります。フロアの数カ所に質疑用のマイクが置かれているのですが、それぞれから発言者がいることを示すランプが立て続けにつきました。

私は発言順を指示し、順に発言を聞いていきました。「継続審議とすべきである」「これから1年間かけて勉強していくべきである」「なぜ組織改革が必要なのか」「現行のやり方がベストである」「変更する必要はない」といった発言が相次ぎました。なかには議案と関係のないような話をする人もい

ましたが、辛抱強く耳を傾けました。一般参加者の発言のなかには、議決権をもつ代議員に対して「代議員は職場の意見を聞いてきたのか」と問うような主旨の発言もありました。

　発言者がいることを示すランプはまだ灯っています。私は同じく発言を聞きました。「生の声を会長に伝える重要な場」「直接民主主義は大切」「会報だけではわからないから説明を聞きたい」など、議案に対する反対の潮流がうず巻いている様子でした。

潮流が変わった

　私は発言を聞きながら、反対が多いのでは提案は否決されるであろうか、あるいは賛成が過半数を超えるかどうかを確認するには採決方法を挙手ではなく投票にすべきであろうかなどと、議長として議事の運び方を考えていました。そんな時、2番マイクの前に一人の代議員が立ちました。

　その代議員はそれまでの発言者の声高な調子とは違う淡々とした口調で、「巨大組織では物事がなかなか進まない。理事を信用して理事会の権限を大きくしてもいいのではないか。県単位で議論することが大切だと思う」と発言しました。次の発言者は、反論するかのように、「支部の会議で意見を言う人が少ない」などと述べましたが、それに続いた別の代議員が、「私たちが選んだ人が私利私欲でやっているわけではない。悪意に満ちた発言をすべきではない」などと述べたのです。続いて、「多くの人が言えばよいというわけではないし、執行部の考えに反対はしない」「ここで新しい組織にしないでどうするのか」などといった議案に好意的な発言が続きました。2番マイクの発言の後、賛否の潮流は明らかに変わったと私は感じました。

　私は「採決するなら今だ！」と思い、すかさず、力強く声を張り上げるようにして、「では、採決に入ります」と宣言しました。もしかしたら、強行採決だと主張する野次があるかもしれないとも思いましたが、そのような声はありませんでした。

　「賛成の方は挙手をお願いします」

　ざわめきとともに、会場ではたくさんの手があがりました。紛糾が予想された第5号議案はこうして賛成多数で可決されたのです。ちょうど議事開始から1時間半がたとうとしていました。

解 説

∷ 議長として発揮すべきリーダーシップ

　本事例は日本看護協会通常総会での出来事をもとに再構成したものです。4,000人余の参加者を前に議長を務めるという経験は、多くの読者にとってはまれでしょう。まったく縁がない話だと感じるかもしれません。しかし、師長職ともなれば院内の会議などでは議長役を務めることもあるのではないでしょうか。

　会議の参加者の多寡にかかわらず、議長は会議におけるリーダーシップを発揮する役割をもっています。そして、参加者はよきフォロワーシップを発揮すべきでしょう。日本看護協会総会の議長団は、日本看護協会総会議事運営規程にしたがって議事進行をすることになっています。以下ではこの規程を参考に、議事進行をリードする議長の役割を一般化したいと思います。

　会議ではまず、誰が議長を担当するのかを決めなければなりません。議長は会則等であらかじめ決まっていることもあります。また、病棟会議は師長が議長役を担うなど慣習として決まっていることもあれば、参加者の互選で選ぶこともあるでしょう。いずれにしても、正統な手続きを踏み承認されることで、議長は適切なリーダーシップを発揮する責任を付託されることになります。

　次に、審議される議題と審議のために確保されている時間を確認したうえで、議長は参加者に会議を始めることを告げます。議長のタイムマネジメント能力は会議の成否を左右します。

　会議では、議題について主旨説明を必要とします。主旨説明をする人と議長とが同一の場合もあれば、別人の場合もあります。このとき重要なのは公平中立の担保ができていることです。たとえば、院内の師長会議などで、看護部長が議長を務めつつ議題の主旨説明も行うのは一般的かもしれませんが、すべての議題についてそれを行ったのでは看護部長の独演会になりかねません。このようなときは議長役を別に立てたほうが公平中立を

守りやすいでしょう。

　ちなみに、日本看護協会総会議事運営規程には、「議長が討論のため発言しようとするときは会員席に着き、議事席には代理者を着かせなければならない」（第10条3項）とあり、この条項によって、議事進行役と発言者とを区別しています。

　議題の主旨説明が済んだら、議長は参加者の意見を聞くために質疑することを促します。この場合、質問に対して議長が答える場合もありますが、主旨説明と同様、議長の役割を逸脱する危険性があるため、できるだけ質問に対する回答は、主旨説明者もしくは他の出席者を指名すべきです。

　質疑の場で十分な討論がなされたと判断したら、議題について結論を導きます。採決で可否を決する場合には、あらかじめルールを確認しておく必要があります。挙手なのか拍手なのか、あるいは投票という場合もあるでしょう。賛成票を得るのではなく、反対意見がないことを目安とすることもあります。

　日本看護協会総会議事運営規程では、第13条に「動議の提出」という規程があります。動議とは、会議中に予定した議案以外の事項を議事に付するため参加者から発議されるものです。動議の提出があると、議長は会議にはかり議題として取り上げるかどうかを決定します。議事の進行や打ち切り、議長不信任、大会の秩序保持に関する動議は「優先動議」として、他の議事に優先して取り扱い、討論のあと直ちに採決に入らなければならないとされています（同第14条）。

　議題について審議が終了したら、議長は閉会を宣言します。いつ終わったのかはっきりしない会議にならないよう、閉会の宣言をきちんと行うことが必要です。

　一連の議事は記録係によって記録されます。最低限の内容として、会議の日時、場所、参加者、報告事項、議事要旨、決議事項を記しておく必要があります。公の会議では議事録署名人を設け、議事録に誤りや偽りがないことを担保します。

　これらの点は人数の多寡にかかわらず、どのような会議においてもいえることではないでしょうか。

リーダーシップ実践のポイント

●議長を務める議事の内容に精通しておく。

●議事運営のルールを知っておく。

●力強さと平静さを保って議事を進行する。

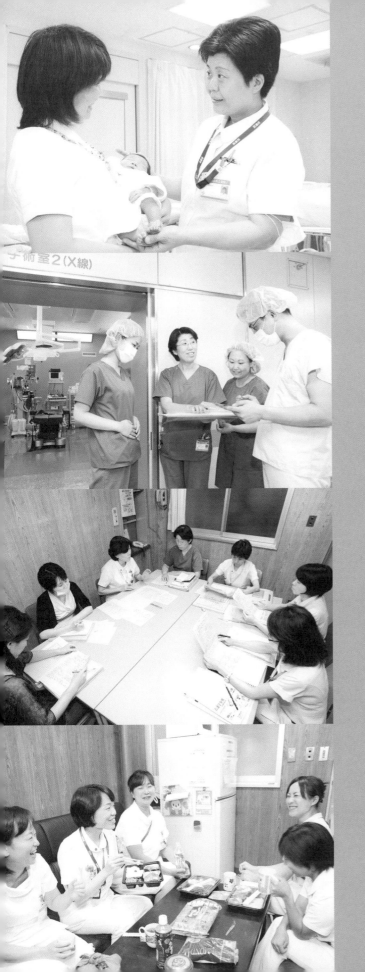

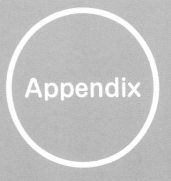

リーダーシップ
とは何か

本書ではさまざまな事例をもとに、リーダーシップの理論と実践を取り上げてきました。ここでは事例で紹介した理論を補う意味で、リーダーシップのとらえ方と主たる理論の概要、ならびに、リーダーシップを発揮する目的ともいえる変革の理論について解説します。

リーダーシップとは

❶ リーダーシップの定義

　リーダーシップについてはさまざまな研究者が定義していますし、研究者の数ほど定義があるともいわれます。たとえば、リーダーシップ研究の第一人者といわれるコッターは「ビジョンと戦略をつくり上げる、戦略の遂行に向けてそれにかかわる人々を結集する、あるいは、ビジョンの実現を目指して人々に対してエンパワーメントを行うなど、障害を乗り越えてでも実現できる力」[1] と定義しています。

　この定義からは、リーダーシップにおいてはビジョンを示すことや、人々に影響力を発揮することなどが重要であることがわかります。そこで本書においては、このような定義を踏まえたうえで、リーダーシップとは、これからの展望や方向性を示し、その実現に向けて人々に影響力を発揮することと定義したいと思います。

❷ リーダーシップ理論の必要性

　ところで、なぜリーダーシップが私たちナースに必要なのでしょうか。

　私たちは日々働くなかで、「変えたいこと」に遭遇することがあります。時には、組織の上層部からの求めに応じて変化に取り組まなければならないこともありますが、「患者さんのためにもっとよい看護をしたい」「仲間とよりよく働きたい」と思うからこそ変えるべきだと思うこともあります。

　たとえば、残業が多く疲弊しているスタッフたちと接する師長であれば、「平均在院日数の短縮化で形骸化しているプライマリナーシングをチームナーシングに変え、業務の効率化を図りたい」と考えるかもしれません。また、比較的若手のスタッフは、退院患者の忘れ物の捜索や連絡・受け渡しなどに時間をとられていることに気づけば、「チェックリストを作り、退院前指導で患者さんに渡すようにしたい」と思うかもしれません。

そのようなとき、自分自身は今までのやり方を変えたいと思っていても、また自分だけが変わっても、秩序が乱れるだけで効果的な変革にはなりません。なぜなら、たいていのナースは病院という組織に属し、病棟などのチームに属して働いているからです。きっかけや事の大小はともあれ、仕事をしていくなかで何かを変えたいと思うならば、一緒に働くチームのメンバーに働きかけていかなければなりません。場合によっては組織全体への働きかけも求められます。そのようなとき、働きかけの道筋を示してくれるのがリーダーシップや変革の理論なのです。

❸ リーダーシップの特性

　リーダーシップについて考えるとき、私たちが注意しなくてはならないのは、リーダーシップとマネジメントとの違いです。実は、リーダーシップとマネジメントは非常に混同されがちですが、概念は区別されます。

　リーダーシップとマネジメントの違いがわからなくなる原因の1つ目として、コッターの弁を借りましょう。コッターは、私たちの日常の「リーダーシップ」という言葉の使われ方に問題があるとし、次のようなことを述べています[2)]。

　リーダーシップという言葉には通常使われ方が2つあります。一方は、「Aさんはすばらしいリーダーシップを発揮している」という類であり、もう一方は、「この事業のリーダーシップは課長のAさんによって担われている」という類の使われ方です。前者が正しい使い方であり、後者における「リーダーシップ」という語は、リーダー（指導者）と混用されています。さらにいえば、このような使い方は、リーダーの地位にある人は誰でもリーダーシップを備えているという誤った考え方を植えつける元凶とも考えられます。

　このようにリーダーシップとリーダーが混用されるだけではなく、リーダーとマネジャーを分けないことで生じる混乱も指摘されています。それは、たとえば病棟など部署の看護管理者を「ナースマネジャー」と呼ぶように、リーダーを務める地位にある者をマネジャーと呼ぶようなことがあ

るためです。リーダーとはあくまでも職階上の立場を指す者であり、そう呼ばれているからといって、リーダーシップがあるということを保証しているわけではありません。

表1　マネジメント機能とリーダーシップ機能

	マネジメント	リーダーシップ
進むべき方向を定める	計画立案と予算設定——予定された成果を達成するための詳しいステップと予定表をつくり、それらの進行に必要な資源を割りつけていく	方向を設定する——将来に向けてのビジョンを作り（かなり遠い将来まで見越した）、これらのビジョンを達成するうえで必要な変革を実現していくための戦略を設定する
目標を達成するための人的ネットワークをつくり出す	組織化と人材配置——計画からの要請を達成していくための組織構造をつくる。さらに組織に適切な人材配置を行い、計画遂行の責任と権限を割り付けていく。人材をガイドするためにポリシー、規則をつくり、また実行過程をモニターする方法とシステムをつくる	人材をある方向に向け整列させる——協力を求めるべき人材に対して、進むべき方向を言語と行動でコミュニケートしていく。さらにビジョンと戦略をきちんと理解し、かつその妥当性を認めるチームと協力関係をつくりあげていくことに努める
目標達成に向け実行する	コントロールと問題解決——詳しく計画に対する実績をモニターする。計画からの逸脱を発見して、これらの問題を解決するための計画化、組織化を図る	モチベーションと意欲昂揚——基本的ながら満たされていない人間のニーズにこたえることによって、変革の前に立ちふさがる大きな政治的、官僚主義的、資源上の障害を乗り越えていくよう人材を勇気づけていく
達成する成果	確実性と秩序を築きあげる。また、各種のステークホルダーの期待する主要な成果をいつの場合にも実現していく能力を示す（たとえば顧客に対して納期を守る、株主に対して予算内でビジネスを進めるといった例）	かなり大規模な変革を進める。またきわめて望ましい変化を生み出す（たとえば顧客の喜ぶ新製品を開発する。企業の競争力を高めることに役立つような新しい労使関係の方法を導入するといった例）

（ジョン P.コッター：変革するリーダーシップ——競争勝利の推進者たち，梅津祐良訳，ダイヤモンド社，p.8，1991より引用）

では、マネジメントを見てみましょう。コッターはマネジメントの定義を「計画立案、予算作成、組織化、人員配置、コントロール、そして問題解決を通して、既存のシステムの運営を続けること」とし、両者の違いを**表1**のようにまとめています。

　すなわち、リーダーシップがビジョンを示し、変革を行うのに対し、マネジメントは計画し、秩序を築くものなのです。リーダー（指導者）は両者をもち合わせている必要がありますし、実際に両者を特に意識せずに発揮しています。この、一人の人物がリーダーシップとマネジメントの両者の機能を発揮しているということもまた、私たちがリーダーシップやマネジメントの概念を区別してとらえることを難しくしている一因でしょう。

　とはいえ、分析的にリーダーシップのあり方を考えるときは、言葉の意味するところに注意を傾け、違いをはっきりと認識する必要があります。

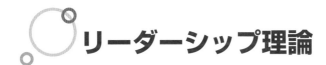

リーダーシップ理論

❶ リーダーシップ理論の変遷

　リーダーシップにあたる概念については、多くの研究者がこれまで数々の理論化が試みてきました。理論とは、単純にいえば「AをすればBになる」という公式を示すことであり、理論どおりに行動すれば同じ結果が出ることが示されれば理論化ができたことになります。

　人々がリーダーシップの理論化に取り組んできたのは、日常の経験から、多くの人々が力を合わせて働く必要があるときは、リーダーシップが重要だと考えてきたからでしょう。また、リーダーシップが人の行動であり、その影響を受けるのもまた人であるということからくる複雑性が理論化を望ませてきたとも考えられます。

　この人々の取り組みは、その時代ごとの潮流のようなものがあります。ここではリーダーシップ論の変遷をたどってみましょう。

●特性理論（1940年代以前）

　一般にリーダーと認められている人間を取り上げ、その特性を特定しようとする研究が進められました。さらに、人間そのものではなく、リーダーシップに関連づけられる特性を見出す努力もなされています。つまり、この理論においては、リーダーシップとは生まれつき備わっているものとしてとらえられていました。

●行動理論（1940年代後半〜1960年代半ば）

　有能なリーダーの行動のしかたに何か特徴はないかという考えで進められた研究です。リーダーシップ行動上の重要な決定要因が得られれば、人々をリーダーに養成できると思われたのです。この点がリーダーシップを「生まれつき」のものとする特性理論と大きく違うところです。優れたリーダーシップを発揮している人の特性を調べるよりも、リーダーが適切な行動をとることのほうが大切であるという考え方へと発展したことによる理論といえます。

●条件適応理論（1960年代後半以降）

　リーダーシップは、単に数個の特性（特性理論）や好ましい行動を特定する（行動理論）よりも、もっと複雑であるという視点から進められた研究です。リーダーシップの有効性に影響を与える状況要因を特定しようと数多くの研究がなされました。

●最新の特性理論（1980年代後半以降）

　組織のために自己の利益を超越するよう部下たちを啓発し、部下たちに根深く絶大な影響を与え得るようなタイプのリーダーをカリスマ的リーダーといい、カリスマ的リーダーと非カリスマ的リーダーを分ける特徴とは何かを探った研究です。

　カリスマ的リーダーに率いられる部下たちは、自己確信が強い、仕事にやりがいを感じている、リーダーから支援されていると感じている、長時間働く、リーダーをダイナミックな人物と見なす、業績評価が高いといった特徴があるとされます。

　しかし、このリーダーシップも万能ではなく、組織が危機的な状況では

効果的ですが、平常時には有能な部下を組織から離れさせてしまうともされています。

　このように、リーダーシップの理論化については研究が重ねられ、今現在も発展し続けています。新しい考え方のなかで目立つのは、リーダーシップとはリーダーシップを発揮する人だけではなく、リーダーシップを発揮される人（フォロワー）によっても規定されるというものです。

❷ 主なリーダーシップ論

　ここでは主要なリーダーシップ論を紹介します。前述したように、最近の考え方は、リーダーシップはフォロワーによって規定されるという考え方が広まってきているので、ここではそのような視点に立った理論をあげます。

●SL理論（Situational Leadership）

　リーダーシップ理論のなかでも、とりわけよく引用される理論の一つです。1960年代後半にハーシィとブランチャードが提唱したもので、状況対応型リーダーシップと訳されることもあります。

　SL理論は、「他人に影響を及ぼすための最善の方法などは存在せず、どのリーダーシップスタイルを使うにしても、影響の対象となる個人、または集団のレディネスのレベルに合わせるべき」という考え方に基づいています（図1）。この場合の集団のレディネスとは、「特定課題の達成に対するフォロワーの能力と意欲の程度」と定義されています。

　つまり、フォロワーの能力と意欲の程度に応じて、発揮するリーダーシップスタイルを変化させるということです。影響の対象となる人のレディネスに合わせるということは、リーダーシップがリーダーシップの影響を受ける人によって規定されるというとらえ方に基づいているといえるでしょう。

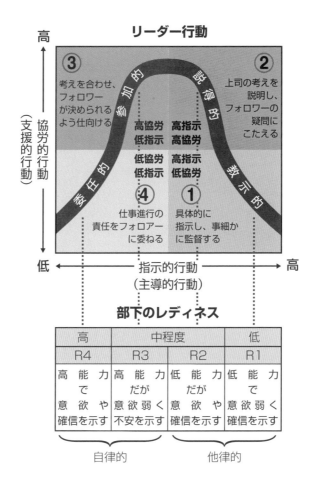

リーダー行動

③ 考えを合わせ、フォロワーが決められるよう仕向ける

② 上司の考えを説明し、フォロワーの疑問にこたえる

参加的
説得的
委任的
教示的

高協労 低指示

高指示 高協労

低協労 低指示

高指示 低協労

④ 仕事進行の責任をフォロアーに委ねる

① 具体的に指示し、事細かに監督する

高 ← （支援的行動）協労的行動 → 低

低 ← 指示的行動（主導的行動） → 高

部下のレディネス

高	中程度		低
R4	R3	R2	R1
高能力で意欲や確信を示す	高能力だが意欲弱く不安を示す	低能力だが意欲や確信を示す	低能力で意欲弱く確信を示す

自律的　　　　他律的

上図は次のように利用する
①部下のレディネスを査定し、R1からR4から選ぶ
②下の「部下のレディネス」から上の「リーダー行動」に向かって垂線を延ばし、上記のカーブと交差する点を見つける
③交差する点が「リーダー行動」の1〜4のうち、どの区域にあるかを見る。交差する点のおかれた区域がとるべきリーダーシップスタイルを示す

図1　状況対応型リーダーシップ

（P.ハーシィ，K.H.ブランチャード，D.E.ジョンソン：行動科学の展開―入門から応用へ 人的資源の活用，山本成二，山本あづさ訳，生産性出版，p.313，2000より引用）

●サーバントリーダーシップ

　グリーンリーフが1964年に提唱した理論です。リーダーが自分たちに奉仕する、尽くしてくれると思うことができればフォロワーは自然についてくるという考えによるものです。さらにスピアーズは、サーバントリーダーの属性として、①傾聴、②共感、③癒し、④気づき、⑤説得、⑥概念化、⑦先見力、⑧執事役、⑨人々の成長にかかわる、⑩コミュニティづくりという5つをあげています。

　この考え方も、フォロワーに焦点が当たっていますから、リーダーシップを発揮される人によって規定される理論といえるでしょう。

●信頼蓄積理論

　1974年にホランダーが提唱した理論です。ホランダーは、リーダーシップが生じる過程を、潜在的リーダー（リーダーシップを発揮する人）とメンバー（リーダーシップの影響を受ける人）の間の相互期待の形成過程のなかにとらえようとしました。

　本論では、「信頼」はいわば積み立て貯金のようなものと説明されます。メンバーから、この人についていけば間違いないという信頼を十分に積み立て、信頼できるリーダーとして認められたときには、さらに貯金を続けるよりも、それを元手に大胆な買い物をすること、つまりアクションやイノベーションに打って出ることが期待されると述べています。

●セルフリーダーシップ／スーパーリーダーシップ

　セルフリーダーシップは1983年にマンツらが提唱しました。フォロワーが自ら適切な目標を立て、自ら鼓舞し、自らに報酬を与えるようなリーダーシップをいいます。また、フォロワーをセルフリーダーシップの状況に導くことができるリーダーシップをスーパーリーダーシップとして、より高度なリーダーシップであると述べています。

　セルフリーダーシップはフォロワーによる自分自身へのリーダーシップですから、このリーダーシップもまた、リーダーシップの影響を受ける人によって規定されるリーダーシップの一つといえるでしょう。

●静かなリーダーシップ

　バダラッコにより提唱された理論です。真のリーダーとは、忍耐強くて慎重で、一歩一歩行動する人、犠牲を出さずに自分の組織、周りの人々、自分自身にとって正しいと思われることを目立たずに実践している人であるとし、これを「静かなリーダー」と名付けたのです。さらにバダラッコは静かなリーダーシップを、脚光とはほど遠い人々が慎重に行う、思慮深く実践的な小さな努力であるとし、世界を動かして変革するのは静かなリーダーシップであるとも述べています。

　静かなリーダーシップは、サーバントリーダーシップとも似ています。真のリーダーのありようから、このリーダーシップもまた、リーダーシップの影響を受ける人によって規定されるものといえるでしょう。

 変革とリーダーシップ

❶ 組織変革のタイプ

　冒頭で、「リーダーシップとは、これからの展望や方向性を示し、その実現に向けて人々に影響力を発揮すること」と定義しましたが、将来の展望の実現に向かって影響力を発揮するということは、言い換えれば今ある状況を変えるということでもあります。つまり、リーダーシップを発揮するということは、多かれ少なかれ、今ある状況に変化をもたらそうとすることなのです。そこでここからは、リーダーシップを発揮する目的ともいえる変革をどのように成し遂げるかということについて、組織変革の理論から探っていきましょう。

　組織変革がどのようになされるのかについて、ハーシィは組織成員の行動変容プロセスに焦点を当て、以下の2つのタイプに分類しています。

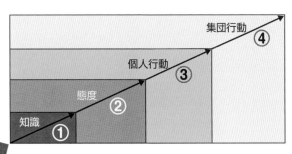

図2　参画的変化サイクル

(P.ハーシィ，K.H.ブランチャード，D.E.ジョンソン：行動科学の展開—入門から応用へ　人的資源の活用，山本成二，山本あづさ訳，生産性出版，p.391，2000より引用)

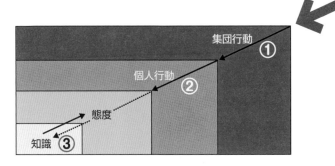

図3　規制的変化サイクル

(P.ハーシィ，K.H.ブランチャード，D.E.ジョンソン：行動科学の展開—入門から応用へ　人的資源の活用，山本成二，山本あづさ訳，生産性出版，p.391，2000より引用)

●参画的変化

　組織の成員を巻き込みながら、**図2**のように説得的・説明的に知識から変えていくアプローチです。徐々に変革を進めていくため時間はかかるものの、確実に変えることができるとされます。

●規制的変化

　リーダーのトップダウンによる指示で、**図3**のようにまず集団行動から変えていくアプローチです。時間はかかりませんが、トップが交替したり、指示がなくなれば元に戻ってしまう可能性があります。

このように、両者とも利点・欠点をもっていますが、実際にはどちらか片方のアプローチのみで進められることはまずなく、両者を使い分けながらリーダーは変革を進めていくといわれています。

❷ 組織変革のプロセス

レヴィンは、変革には解凍、変化、再凍結という3つの段階があり、現在の水準を解凍し、新水準に移行させ、新水準の再凍に至って初めて変革が完了すると述べています。

●解凍（第1段階）

変革に対する抵抗を弱め、変革の準備を整える段階です。組織のどこにほころびがあるのかを診断する段階でもあります。組織で何が起こっていて、どのような方向に向かって変えればよいのかを明らかにします。この段階では、変革が不都合をもたらすと考える人々の価値観に働きかけ、情緒的な動揺を沈静化することが重要とされています。

●変化（第2段階）

望むべき新しい水準へと移動する段階です。変化に向かおうとする推進力とともに抑制力も働くため、この抑制力と推進力のそれぞれが組織という社会的な立場においてどのような位置を占めるのかを明らかにしなければならないとされます。

●再凍結（第3段階）

変革に向けて移動が行われた後に新しい水準を維持する段階です。この段階では、力関係が再編されたことで不慣れな状態に不満が出たり、元の均衡状態に戻ろうとする力が働くとされるので、場における新たな社会的均衡を定着させなければなりません。人々の態度や情緒的な反応に十分注意を払い、安定した場になるように努める必要があります。

変革というと大げさな気もしますが、些細なことであってもリーダーシップを発揮し物事を変えようとしているときには、今行っていることが変革プロセスのどの段階にあるのかを意識的にとらえることにより、それぞれの段階で生じる典型的な問題に対処しやすくなります。

　たとえば病棟で、患者誤認を防ぐために採血の手順を改めることになったとしましょう。新しい手順がどれほどよい方法であっても、習得する労力を考えると従来の慣れた手順のままでよいと思う勢力が現れることも考えられます。新しい手順を浸透させようと、そのよさばかりを強調していると、手順を変えるのに労力がかかることを軽視しているのだと思われ、反発を招きかねません。

　変革においては再凍結が特に重要だといわれます。変革のプロセスを理解し、生じるであろう問題が予測できていれば、このようなことにも配慮した行動をとることができ、新しい手順を無事に定着させることができるでしょう。

❸ 変革導入の事前診断

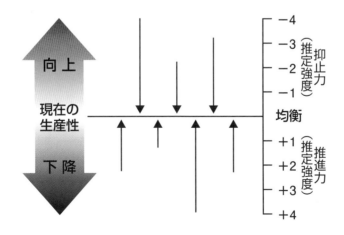

図4　均衡状態にある推進力と抑止力

（P.ハーシィ，K.H.ブランチャード，D.E.ジョンソン：行動科学の展開―入門から応用へ 人的資源の活用, 山本成二, 山本あづさ訳, 生産性出版, p.381，2000より引用）

レヴィンは、変革を進める前に解決策の有用性や抵抗を診断する有効な手法として、フォースフィールド・アナリシスを提唱しています。この技法では、どのような状況においても、変化に対する影響力として推進力と抑止力が働いていると考えます。起こってほしいと思っていることと、現実に起こっていることとの間に開きがあるとき、そしてその開きについて、ある程度の分析をしてしまっているときはフォースフィールド・アナリシスが大変役立つといわれています。

　図4は、現在の生産性を向上させたり下降させるような推進力と抑止力を示しています。病院においても同様の考え方を用いることができます。たとえば、病棟に2交代制勤務を導入したいと考えたときに、誰がもしくは何が推進力で、誰がもしくは何が抑止力なのかを探ります。2交代制にはどのようなメリットとデメリットがあり、それがどの程度の影響を及ぼすのかを冷静に考え、適切な変革時期や働きかける相手を考える必要があるというわけです。

●　　　●　　　●

　さて、ここまでリーダーシップ論と変革に関する理論を概観してきたわけですが、日常の実践において理論はどれほど有用なのでしょうか。おそらく一つの理論を用いるだけでは現実的ではありません。なぜなら実践の場では、理論よりももっとさまざまなことが複雑に絡み合っているからです。

　このように述べると、理論は机上の空論で役立たずだと思われるかもしれません。しかし、それがそうともいえないのです。なぜかうまくいかない、解決がつかずもやもやしている、何から手をつけてよいのかわからない……そういったときに、さまざまな理論が次の一歩を示してくれるはずです。

　また、理論は書物を飛び出し、実践に適用されてこそ生きてくるものです。そして実践での適用によって洗練されるものです。このようなことを考えると、新しい理論の構築では実践の担う役割が大きいのです。

　本書では多くの事例をもとに、リーダーシップ理論の適用を試みています。事例から皆さんの実践との共通点を見出すことで、対応のヒントには

なるものと思います。また、理論と実践を結びつけてとらえる視点を提供することになると考えます。本書を読んでくださった皆さんのリーダーシップに磨きがかかることでしょう。

引用・参考文献
1）ジョン P.コッター：リーダーシップ論―いま何をすべきか，黒田由貴子監訳，ダイヤモンド社，1999.
2）ジョン P.コッター：変革するリーダーシップ―競争勝利の推進者たち，梅津祐良訳，ダイヤモンド社，1991.
3）渕上克義：リーダーシップの社会心理学，ナカニシヤ出版，2002.
4）P.ハーシィ，K.H.ブランチャード，D.E.ジョンソン：行動科学の展開―入門から応用へ 人的資源の活用，山本成二，山本あづさ訳，生産性出版，2000.
5）金井壽宏：リーダーシップ入門，日本経済新聞出版社，2005.
6）ステファン・P・ロビンス：組織行動のマネジメント―入門から実践へ，永井裕久，他訳，ダイヤモンド社，1997.
7）ロバート・K.グリーンリーフ：サーバントリーダーシップ，金井壽宏監訳，英治出版，2008.
8）ジョセフ・L.バダラッコ：静かなリーダーシップ，夏里尚子訳，翔泳社，2002.

事　項　索　引

人名索引

○ 編著
　　著者紹介

● 編集・著
井 部 俊 子
（いべ としこ）

株式会社井部看護管理研究所 代表／聖路加国際大学
名誉教授
聖路加看護大学大学院看護学研究科博士課程修了。
博士（看護学）。
聖路加看護大学卒業後、聖路加国際病院勤務、日本
赤十字看護大学講師を経て、聖路加国際病院看護部
長・副院長。聖路加看護大学教授（看護管理学）、聖
路加看護大学学長（現聖路加国際大学）、学校法人四
徳学園 長野保健医療大学副学長・看護学部長を経て
現職。
〈執筆〉事例 2・18・21・38

● 著
別 府 千 恵
（べっぷ ちえ）

北里大学病院 副院長／看護部長
聖路加看護大学看護学研究科博士後期課程満期退
学。博士（看護学）。
国立南九州中央病院附属看護学校卒業後、京都第一
赤十字病院、北里大学病院、北里大学看護学部を経
て現職。
〈執筆〉事例 4・9・28・32・35

吉 田 千 文
（よしだ ちふみ）

常磐大学看護学部 教授／聖路加国際大学 名誉教授
千葉大学大学院看護学研究科博士課程修了。博士
（看護学）。
千葉大学医学部附属病院、自動車事故対策センター
付属千葉療護センター、セコメディック病院。聖路
加看護大学准教授、千葉県立保健医療大学教授、聖
路加国際大学教授を経て現職。
〈執筆〉事例 7・20・23・27・37

柳橋 礼子
（やなぎばし れいこ）

公益社団法人東京都看護協会 会長
聖路加看護大学大学院看護学研究科博士前期課程修
了。修士（看護学）。
聖路加看護大学卒業後、聖路加国際病院、株式会社
松屋、厚生中央病院などに勤務の後、聖路加国際病
院副看護部長、河北総合病院看護部長、聖路加国際
病院副院長・看護部長、常磐大学准教授を経て現職。
〈執筆〉事例 29・30・31・34

倉岡 有美子
（くらおか ゆみこ）

日本赤十字九州国際看護大学看護学部 教授
聖路加看護大学大学院看護学研究科博士課程修了。
博士（看護学）。
日本赤十字看護大学卒業後、日本赤十字社医療セン
ター、さいたま市立病院、聖路加看護大学を経て現
職。
〈執筆〉事例 1・5・6・8・26

奥 裕美
（おく ひろみ）

聖路加国際大学大学院看護学研究科看護学部 教授
聖路加看護大学大学院看護学研究科博士課程修了。
博士（看護学）。
聖路加看護大学（現聖路加国際大学）卒業後、聖路
加国際病院、聖路加国際大学を経て現職。
〈執筆〉事例 3・12・14・22・24・25

中村 綾子
（なかむら あやこ）

昭和大学病院看護部 次長／昭和大学保健医療学部
講師
聖路加看護大学大学院看護学研究科博士前期課程修
了。修士（看護学）。
聖路加看護大学卒業後、聖路加国際病院、沼津市立
病院、聖路加看護大学を経て現職。
〈執筆〉事例11・15・17・19・36、Appendix

芝田 おぐさ
（しばた おぐさ）

WHO西太平洋地域事務局 医療の質・患者安全担当
専門官
ロンドン大学衛生熱帯医学、および経済・政治学大
学院修了。修士（保健政策・計画、財政学）。
上智大学法学部法律学科卒業後、東京三菱銀行（現・
三菱東京UFJ銀行）を経て聖路加看護大学入学。卒
業後、聖路加国際病院、厚生労働省を経て現職。
〈執筆〉事例 10・13・16・18・33

本書は発行元がライフサポート社から照林社へ変更しました。2014年9月30日初版第6刷発行の『実践家のリーダーシップ』と同一の内容です。

実践家のリーダーシップ
現場を変える、看護が変わる

2024年3月13日　第1版第1刷発行

編　著　井部　俊子

発行者　有賀　洋文
発行所　株式会社照林社
　　　　〒112-0002
　　　　東京都文京区小石川2丁目3-23
　　　　電　話　03-3815-4921（編集）
　　　　　　　　03-5689-7377（営業）
　　　　https://www.shorinsha.co.jp/
印刷所　株式会社シナノ パブリッシングプレス

装　丁　山崎平太（ヘイタデザイン）
